ullstein

Das Buch

Kennen Sie das auch? Die Waschmaschine läuft, die Kinder streiten, Ihr Mann war nicht einkaufen, der Vortrag muss noch bearbeitet werden … Todmüde fällt frau ins Bett. Jetzt noch Sex? Nein, danke, keine Lust.

Das Spektrum der Lustkiller ist breit: Stress im Alltag, Streit mit dem Partner, seelische Belastungen, Medikamente oder organische Beschwerden sind die häufigsten Ursachen. Was der Libido schadet, müssen Frauen nicht einfach hinnehmen. Für fast alles, was die Lust verdirbt, gibt es Lösungen.

Offen und einfühlsam ermutigt das Autorenteam Frauen dazu, sich aktiv mit ihrer Sexualität auseinanderzusetzen. Die Wege zu einem erfüllten Sexualleben werden fundiert und auch mal mit einem Augenzwinkern vermittelt. Damit Sex für Eva wieder zur schönsten Nebensache der Welt wird.

Die Autoren

Birgit Frohn, Biologin und Wissenschaftsjournalistin, ist Autorin zahlreicher Sachbücher zu Themen aus Medizin, Ernährung, Naturheilkunde und Psychologie.

Claudia Praxmayer, Biologin, ist seit vielen Jahren als PR-Beraterin in den Bereichen Medizin, Pharmazie und Gesundheit tätig. Sie hat mehrere Ratgeber im Gesundheitsbereich geschrieben.

Dr. Johann Sievers, Frauenarzt und Sexualmediziner, leitet in Hamburg Deutschlands erste gynäkologische Praxis, die sich auf sexuelle Störungen der Frau spezialisiert hat.

Birgit Frohn und
Claudia Praxmayer
mit Dr. Johann Sievers

Der Lustk(n)ick

Wie Frauen wieder mehr Spaß am Sex haben

Ullstein

Besuchen Sie uns im Internet:
www.ullstein-taschenbuch.de

Umwelthinweis:
Dieses Buch wurde auf chlor- und säurefreiem Papier gedruckt.

Ungekürzte Ausgabe im Ullstein Taschenbuch
1. Auflage Juli 2009

Umschlaggestaltung: HildenDesign, München
Titelabbildung: HildenDesign, München
Satz: LVD GmbH, Berlin
Gesetzt aus der Novarese Book
Druck und Bindearbeiten: CPI – Ebner & Spiegel, Ulm
Printed in Germany
ISBN 978-3-548-37278-5

INHALT

11

SEX AND THE CITY

Kaum etwas beschäftigt die Menschen mehr als das Thema Sex. Und das schon seit Jahrtausenden. Oder dachten Sie, dass der Steinzeitmensch nur vom nächsten Mammutschnitzel träumte? Mitnichten. Nicht nur das Feuer wärmte ihn in seiner Höhle, auch seine Gedanken heizten ihm ordentlich ein. Wirklich viel hat sich seither auch nicht geändert. Sie glauben, wir sind freizügiger geworden? Dann lesen Sie mal bei den alten Griechen nach. Da könnten wir noch etwas lernen. Und der Sex-Ratgeber ist eine Erfindung der Neuzeit? Fehlanzeige. Schon der römische Dichter Ovid gab in seiner *Ars amatoria* (*Liebeskunst*) kenntnisreiche Anweisungen zur Optimierung des Liebeslebens. Und die war schon immer hilfreich. Weil erotische Nöte so alt wie der Sex selbst sind.

Oversexed

Geht man durch die Straßen, fährt in der U-Bahn, surft im Web und schaltet den Fernseher an, könnte man meinen, die ganze Welt dreht sich nur um das eine: die pure Lust. Nackte Pos, ellenlange Beine, knackige Waschbrettbäuche, pralle Brüste begleiten uns auf Schritt und Tritt. Da wird die Margarine mit einem appetitlichen Männerpo an die Frau gebracht und der üppige Busen so manches Wäschemodels verursacht reihenweise Auffahrunfälle. Und alle wollen den neuen Cappuccino haben, mit dem Frau jeden Mann ins Bett bekommt.

12 SEX AND THE CITY

Oversexed

Sex sells. Das haben kluge Marketingstrategen schon lange erkannt. Und damit den Ausverkauf der Erotik eingeläutet. Denn auch Sex funktioniert anscheinend nach den Gesetzen der Marktwirtschaft: Steigt das Angebot, sinkt mitunter die Nachfrage. Sex und Erotik sind zu einem permanenten Medienspektakel geworden. Kein Wunder, dass die Reizschwelle steigt und die Lust sinkt. Statt wilder Leidenschaft macht sich in den Schlafzimmern immer mehr das große Gähnen breit. Zumindest bestätigt dies der öffentliche Blick durchs Schlüsselloch.

Überfordert uns die erotische Dauerberieselung? Experten sagen ja. Wir werden mit Plakaten konfrontiert, die fast an sexuelle Belästigung grenzen, lesen Zeitschriften, die uns zu Sex-Göttinnen machen wollen, und uns werden Talkshows angeboten, die uns die letzten Hemmungen nehmen sollen. Ein echter Härtetest für die Libido. Sex muss anscheinend immer, überall und vor allem großartig sein. Verglichen mit der sexy Welt »da draußen« kommt einem das eigene Liebesleben so spannend vor wie Hemdenbügeln. Von dem Blick in den Spiegel, der dadurch immer kritischer wird, ganz zu schweigen.

Wen wundert's da, dass sich so manch einer in die anonymen Weiten des World Wide Web flüchtet. Um virtuell zu erleben, was real unerfüllt bleibt. Cybersex – das Spiel mit der Begierde in frei erfundenen Welten. Statt auf Partys trifft man sich im Chatroom und tauscht Verbalerotik aus. Lieschen Müller kann im virtuellen Raum ganz einfach in die Rolle einer Pamela Anderson schlüpfen – gigantische Silikonoberweite eingeschlossen. Das verschafft ihr ruckzuck eine schier unerschöpfliche Zahl potenzieller eLover. Dank Phantasie, Internet, Computer & Co. Was die Intimität im Netz noch bequemer macht: Man kann sie auch ungeduscht betreiben und ist selbst mit Lockenwicklern und verquollenen Augen unerhört erotisch. Cybersex schafft Chancengleichheit. Doch zurück in die taffe Realität der analogen Welt.

13

Alles sexy – oder was?

Fitness und Wellness – schön und gut. Doch ohne Sexiness läuft heute gar nichts mehr. Sexy ist heute ein »must«. Egal ob der Blick, ein Auto oder ein neuer Duft – sexy ist süß, glitzernd, verheißungsvoll. Und inflationär. Vor allem aber setzt es uns unter Druck. Nur wer sexy ist, hat Erfolg beim anderen Geschlecht. Schlank, attraktiv und gut drauf lauten die Mindestanforderungen. Harte Arbeit, aber wir sind ja schließlich nicht zum Vergnügen hier. Also flott im Fitnessstudio angemeldet, die Kosmetikerin gebucht, das Styling aufgemotzt. Selbstoptimierung ist Trumpf. Doch das sexy Soll zu erfüllen, bringt meist wenig Spaß. Ganz im Gegenteil: Der Versuch, in den Olymp der ultimativen Sexiness aufzusteigen, beschert uns Normalsterblichen in der Regel einigen Frust. Denn wer entspricht schon dem Schönheitsideal der Medien? Wer kann mithalten mit der retuschierten Welt der Hochglanzmagazine? Wohl die wenigsten von uns. Aber dann, bitteschön, haben wir zumindest unseren Spaß im Bett zu haben. Schließlich sind wir uns sexuelle Erfüllung schuldig – findet der Zeitgeist und wir mit ihm. Wer nicht die Schlafzimmerwände zum Wackeln bringt und ständig erotische Gipfel erklimmt, fühlt sich schnell als Versager. Denn Lust und Sex stehen heutzutage ganz oben im Leistungskatalog. Doch wenigstens ist die Welt gerecht. Nicht nur wir Frauen, sondern auch die Männer fühlen sich mittlerweile immer mehr unter Zugzwang. Aber jetzt einmal ganz ehrlich: Sind wir denn wirklich verpflichtet, immer Lust zu haben?

Offensichtlich schon. Zumindest wird uns das überall suggeriert. Nicht ohne Grund sucht die Pharma-Industrie fieberhaft nach der Lustdroge für die Frau, angespornt durch den großen Erfolg der kleinen blauen Pille für den Mann. Und ebenfalls nicht umsonst finden sich in jeder Ausgabe von Frauen- und auch Männermagazinen seitenweise Tipps zum Antörnen und Heißmachen. Das lässt uns auf Dauer nicht kalt und stellt unsere eigene

Lust auf den Prüfstand. Entsprechen wir der Norm oder droht unsere Libido flöten zu gehen? Tun wir's oft genug, oder lieben wir unterm Durchschnitt?

Wen kümmert es – das Maß der Dinge sind nur Sie und Ihr Partner. Den Blick auf Statistiken können Sie sich sparen. Was haben Sie schon davon, zu wissen, wie oft die anderen zur Sache kommen? Wenig, außer, dass Sie vielleicht plötzlich glauben, ein Problem zu haben.

REINE VERHANDLUNGSSACHE

Der Champagner perlt im Glas, die Kerzen flackern, ihr Push-up zaubert verführerische Kurven, der schwarze String blitzt über der knackigen Jeans. Eindeutige Signale. Und schlagartig wird ihm klar: Das mit dem scharfen Quickie wird heute nichts. Sie will mehr, mindestens eine Stunde. Das ganze Repertoire und nach allen Regeln der Kunst. Ach nee – dann heute doch lieber keinen Sex.

Er kommt nach Hause, drückt sich von hinten an sie und schiebt ihr den Rock hoch. Noch bevor sie etwas sagen kann, rutschen seine Finger unter ihren Slip. Seine Erektion lässt keine Zweifel offen. Und ihr keine Zeit. Von null auf paarungsbereit in zehn Sekunden? Ach nee – dann heute doch lieber keinen Sex.

Schade eigentlich. Denn sie hätten es wirklich gerne. Nur nicht das Gleiche. Irgendwie hat sich Druck aufgebaut. Aber wodurch?

Frauen brauchen manches Mal einfach mehr Zeit, um auf Touren zu kommen. Und sie wollen kein schlechtes Gewissen haben, nur weil sie nicht schon nach drei Minuten feucht sind und nach weiteren zwei zum Orgasmus kommen. Dann lieber keinen Stress und damit keinen Sex.

Männer hingegen starten schneller durch und finden die spontane Fünf-Minuten-Nummer am Küchentisch oftmals heißer als das ganze Pro-

gramm einer Zwei-Stunden-Inszenierung. Das ganze Programm – uff, zu anstrengend. Dann lieber keinen Stress und damit keinen Sex. Die Geschmäcker sind eben verschieden… Was nicht heißen soll, dass Frauen keinen Spaß am Quickie haben und Männer ihre Liebste nicht auch gerne mal ausführlich verwöhnen.
Aber wenn beide ständig auf ihren Beglückungserwartungen beharren, lässt sich schwer ein gemeinsamer Nenner finden. Warum nicht ab und zu einen Kompromiss schließen und mal dem anderen geben, was er sich wünscht? Auch wenn einem selbst der Sinn gerade nicht danach steht – er Appetit kommt ja oft beim Essen…

Alles kann, nichts muss

Worum es eigentlich geht, ist schöner Sex. Nach Maßstäben, die Sie selbst festlegen. Sie machen es einmal im Monat? Wunderbar – wenn das für Sie und Ihren Partner der richtige Rhythmus ist. Sie könnten jeden Tag? Auch gut. Exotische Stellungen und ausgefallene Praktiken? Bitte sehr.

Wie immer Ihr Sexleben auch aussieht – Hauptsache Sie sind damit glücklich. Anders verhält es sich, wenn sich Unzufriedenheit einschleicht und das über längere Zeit hinweg. Vielleicht, weil einem von Ihnen beiden die Lust abhanden gekommen ist und die Erotik seit längerem auf der Strecke bleibt. Dann kann, was so lange gut war, plötzlich zum Sprengstoff für die Beziehung werden. Den auch ein Seitensprung nicht entschärfen, sondern mitunter sogar zünden kann.

Konstruktiver und auch weitaus erfolgversprechender ist es, Ursachenforschung zu betreiben. Schließlich kann sich hinter sexuellen Problemen eine Menge verbergen und vieles davon ist vielleicht nur vorübergehend. Vom Stress im Büro, über den quengelnden Nachwuchs und tausend unerledigte Pflichten bis hin zum Streit mit dem Liebsten oder den roten Zahlen auf dem Bankkonto. Doch Probleme mit dem Liebesleben können, sofern sie länger andauern, auch noch ganz andere Hintergründe haben. So können körperliche oder psychische Krankheiten zu Lustkillern werden. Ebenso wie manches Arzneimittel die Libido in die Knie zwingt.

Lustkick statt Lustknick

Was auch immer Ihr Sexleben beeinträchtigt: Es unter den Teppich zu kehren, macht es nicht besser. Wer sich eingestehen kann, dass es im Bett schon länger nicht mehr so gut läuft, hat schon den ersten Schritt in die richtige Richtung getan. Jetzt heißt es, aktiv werden – Sie müssen nicht hinnehmen, dass es mit dem Sex hapert. Fassen Sie sich ein Herz und suchen Sie das offene Gespräch mit der Person, die es am meisten angeht: Ihrem Partner. Auch wenn es schwerfallen mag. Schließlich stecken Sie beide unter einer Decke. Oftmals liegt die Lösung nah – man muss nur darüber reden. Oder lassen Sie sich von einem Profi coachen, Paar- und Sexualtherapeuten können der Erotik wieder auf die Sprünge helfen. Keine Angst: Für sie ist es nichts Besonderes, sie haben täglich mit ratsuchenden Paaren zu tun. Verderben Ihnen Schmerzen den Spaß am Sex, sollten Sie ebenfalls einen Experten aufsuchen, in diesem Fall den Sexualmediziner. Beispielsweise auch dann, wenn Sie den Gipfel der Lust über längere Zeit nicht mehr erklimmen können. Die gute Nachricht: Für fast alles, das einem die Lust rauben kann, gibt es Lösungsansätze. Viele davon lernen Sie in diesem Buch kennen.

17

DIE LAST MIT DER LUST

Die Spatzen pfeifen es mittlerweile von den Dächern: Es herrscht viel Frust, wo eigentlich die Lust regieren sollte. In den Betten oder wo Sex sonst noch überall Spaß machen könnte. Psychologen und Sexualwissenschaftler attestieren uns heute weniger Sex als noch in den 1950er Jahren, die – offenbar fälschlicherweise – als Inbegriff von Spießigkeit und Prüderie gelten. Irgendwie seltsam: Einerseits interessiert und fasziniert uns Menschen wohl nichts so sehr wie »das Eine«. Andererseits tut sich zwischen den Laken wohl immer weniger. Das ist die Über-Erotisierung unserer Zeit, sagen die Einen. Ob Magazine, Filme oder Internet. Überall blitzen blanke Busen, locken netzbestrumpfte Beine und lasziv geschürzte Lippen. Welcher Mann verliert heute noch beim Anblick eines nackten Knies die Nerven? Wir werden mit Sex und Erotik bombardiert und bekommen die Rechnung prompt serviert. Die Reizschwelle steigt und der Lustfaktor sinkt. Nein, das ist unsere schnelllebige, stressgeplagte Zeit, sagen die Anderen. Wir leben im Zeitraffer zwischen Karriere und Kindern, Freundeskreis und Sport, Fortbildung und Wellness-Wochenenden. Kleine elektronische »Helferleins« wie Blackberry & Co. entwickeln sich zu veritablen Haustyrannen. Sie dehnen unsere Erreich- und Verfügbarkeit für Kollegen und Geschäftspartner bis in die Unendlichkeit aus. Auch wenn es mal gerade nicht so günstig ist. Ach ja, und dann – zack, zack – sollte auch noch irgendwann die Lust zum Zug kommen. Wann war das doch gleich eingeplant?

Beide Ansichten haben ihre Logik und Berechtigung. Und auch

das ist noch nicht der Weisheit letzter Schluss. Denn was uns die Lust raubt, ist zudem sehr individuell. Unser ganz persönliches Kopfkino beispielsweise, in dem Streifen mit unglaublich schlanken Schönheiten laufen – mit denen wir vermeintlich nicht mithalten können. Oder unsere Erziehung, wenn sie sexfeindlich war. Auf den nächsten Seiten haben wir einige der Lustbremsen kurz für Sie beleuchtet.

Erotikkiller Alltag

Weckerklingeln um 6.30 Uhr, Mann und Kinder aus dem Bett scheuchen. Während sie versucht, der fünfjährigen Tochter zu erklären, dass rosa Wollstrumpfhose und Gummistiefel nicht ganz die richtigen Klamotten für einen sonnigen Juni-Tag sind, kräht Sohnemann schon nach dem Frühstück. Im Akkord werden die Frühstücksflocken in Milch ertränkt, Brote geschmiert und Pausensnacks geschnippelt. Der Liebste schlürft währenddessen im Stehen noch schnell seinen Kaffee und entschwindet mit einem Küsschen – den Junior im Schlepptau, der schließlich zur Schule muss. Es bleiben noch genau zehn Minuten für Dusche, Schminken und Business-Outfit. Geschafft! Die Kleine wird im Kindergarten abgeliefert – mit Gummistiefeln. Was soll man machen. Auch im Büro ist das Tempo konstant hoch. Am Nachmittag muss dann der Nachwuchs abgeholt, die Hausarbeit erledigt werden. Ihr Mann ruft an, sie freut sich. Aber nur kurz, denn er lässt sie wissen, dass es heute Abend spät wird – Geschäftsessen. Na dann. Hilft nichts, kochen muss sie trotzdem für die Kleinen. Sind die erst einmal ins Bett verklappt, hat sie die Qual der Wahl: Bügeln oder fernsehen. Und entscheidet sich für die Glotze. Vor der er sie dann wachrüttelt, als er spät abends nach Hause kommt. Wecker 6.30 Uhr …

Der ganz normale Wahnsinn. Den wir so oder so ähnlich alle nur zu gut kennen. Bei einem so dicht gepackten Alltag bleibt nicht mehr viel Raum füreinander, geschweige denn für zärtliche Zweisamkeit. Laut diverser Statistiken unterhalten sich berufstätige Paare im Durchschnitt vier bis sieben Minuten täglich über Persönliches. Damit ist all jenes gemeint, das über rein administrative Dinge hinausgeht. Wo ist sie bloß hin, die Zeit, in der wir uns stundenlang mit dem Liebsten über Gott und die Welt ausgetauscht haben? Als wir vor jeder Verabredung den Kleiderschrank von vorne bis hinten durchprobiert haben? Die Vorfreude auf ein gemeinsames Wochenende auf dem Land schon am Montag begonnen hat? Untergegangen im Alltag. Teilen zwei Turteltäubchen erst einmal Bett, Tisch und Wohnungsschlüssel, ist es anscheinend unvermeidbar, dass Routine und Gewohnheit sich einschleichen. Immerhin ermöglicht das auch einen reibungslosen Ablauf des Alltages. Allerdings geht dabei auch viel Schönes verloren. Beispielsweise das früher liebevoll zelebrierte Frühstück, das im täglichen Miteinander zu einem schnellen Kaffeeschlürfen im Stehen verkommt. Doch nicht nur diese beiden blinden Passagiere machen sich in der Partnerschaft breit. Häufig springt ein weiterer Trittbrettfahrer auf den Beziehungszug auf: Zeitmangel. Schließlich müssen jetzt zwei Leben koordiniert werden. Geschäftsreisen, unterschiedliche Arbeitszeiten, Freundeskreise und Hobbys wollen unter einen Hut gebracht werden. Da werden wir extrem pragmatisch. Italienisch essen wird zum Synonym für den Pizzaservice. Die kleine, romantische Trattoria, in der früher bei Kerzenschein gemeinsam und ausgedehnt über alles Mögliche philosophiert wurde, ist passé. Keine Zeit. Dieses Phänomen nennt sich Stress und es hat unser Leben fest im Würgegriff.

Stress strapaziert die Liebe

Dabei ist Stress kein Zustand sensibler Zeitgenossen oder verweichlichter Jammerlappen, die nicht wissen, wie man kompetent mit Zeit umgeht. Vielmehr handelt es sich dabei um eine der größten Gesundheitsgefahren des 21. Jahrhunderts. So düster sehen es zumindest die Weltgesundheitsorganisation (WHO) und die Weltbank in ihrem Projekt »The global burden of disease«. Wir hetzen von einem Termin zum nächsten, wir nehmen Probleme aus dem Job mit nach Hause, sorgen uns wegen Geldnöten und schwierigen Phasen der Kinder. Wenn Menschen unter starkem Stress stehen, schalten Körper und Gehirn auf bloßes Über-Leben – das Liebes-Leben steht in solchen Zeiten auf der archaischen Prioritätenliste ganz weit unten.

ANGST VOR EINER REDE? SEX HILFT BEIM STRESSABBAU!

Wem schon alleine der Gedanke an eine bevorstehende Rede Schweißperlen auf die Stirn treibt, kann laut einer Studie der schottischen University of Paisley jetzt aufatmen. Die daran beteiligten Wissenschaftler haben herausgefunden, dass Sex hilft, Stress vor einer Rede abzubauen. Allerdings, so der Psychologe Stuart Brody, sei nur der vollzogene Geschlechtsverkehr effektiv. Praktiken, bei denen es nicht zum Koitus kommt, hätten eine deutlich schlechtere Anti-Stress-Wirkung. Also, hören Sie damit auf, Zeilen auswendig zu lernen oder an Ihren Witzen zu feilen – Sex ist die bessere Vorbereitung auf Ihre Rede!

Unser hormonelles Lustsystem wird stark von der Psyche beeinflusst und kann seelischen Belastungen nur schlecht standhalten. Anhaltender Stress führt zu einer Reihe messbarer Reaktionen im Körper. Unter anderem drosseln Hoden und Eierstöcke unter Einfluss von Stresshormonen die Produktion von Testosteron. Die Konzentration von DHEA (Dehydroepiandrosteron, ein Prohormon s. S 132) sinkt bei Mann und Frau. Aus dieser Substanz baut der Körper männliche und weibliche Sexualhormone auf. Zudem spielt dieses Prohormon eine eigenständige Rolle im komplexen Zusammenspiel der körpereigenen Botenstoffe. Wissenschaftler wissen heute, dass es bei Frauen die Libido steigert und bei Männern positiven Einfluss auf die Erektionsfähigkeit hat. Stimmt diese Vermutung, müssen wir uns nicht wundern, dass Stress als der Lustkiller Nummer eins in den deutschen Schlafzimmern gilt.

Ihnen kommt vieles bekannt vor? Dann wird es höchste Zeit, zu ent-stressen. Hier einige Erste-Hilfe-Maßnahmen, die Ihnen und Ihrem Partner helfen können, das Hamsterrad zu bremsen und Zeitmangel besser in den Griff zu bekommen.

Helfen Sie Ihrem Körper, besser mit Stress fertig zu werden.
Lassen Sie in hektischen Zeiten den Schokoriegel in der Schublade und geben Sie Obst und Nüssen den Vorzug. Junkfood belastet Ihren Körper und versorgt ihn nicht mit den notwendigen Vitalstoffen. Auch Bewegung hilft, Stresshormone abzubauen. Steigen Sie öfter mal aufs Fahrrad oder laufen Sie eine schnelle Runde um den Block. Versuchen Sie, ausreichend Schlaf zu bekommen.

Versuchen Sie, Ihre beiden Leben besser zu synchronisieren.
Durchforsten Sie Ihren Alltag. Gibt es Bereiche, in denen Sie mit wenig Aufwand gemeinsame Zeit freischaufeln können? Vielleicht schaffen Sie es, etwas früher aufzustehen und gemeinsam zu frühstücken? Wenn Ihr Büro nicht am anderen Ende der Stadt liegt: Wie wäre es ab und zu mit einem gemeinsamen Kaffee in der Mit-

tagspause? Oder holen Sie ihn vom Büro ab und gehen Sie gemeinsam ein Glas Wein trinken – bevor Sie sich mit Ihrer Freundin treffen. Es sind die kleinen Gesten und die schönen zehn Minuten, die viel ausmachen.

Verabreden Sie sich.
Planen Sie Verabredungen mit Ihrem Partner. Ganz wie früher. Ob zum Essen, Kino oder Eislaufen – wenn es rechtzeitig im Terminkalender steht, klappt es bestimmt. Handy und Blackberry aus! Dann hat auch die Romantik wieder Zeit, sich zu entfalten.

Meist haben beide Stress.
Reden Sie darüber! Das hilft dem Partner zu verstehen, warum Sie im Moment angespannt und genervt sind. Weshalb Sie wegen jeder schmutzigen Tasse in der Spüle und dreckiger Wäsche am Boden meckern. Bitten Sie um etwas Nachsicht – das nimmt den Druck aus der Sache. Kommunizieren Sie, wenn Sie etwas Ruhe brauchen, anstatt zu warten, dass er es von alleine bemerkt. Und: Gestehen Sie das alles auch Ihrem Liebsten zu.

Und der Sex?
Ganz ehrlich? Wenn es mal wieder richtig hoch hergeht – stressen Sie sich nicht auch noch mit Sex. Liebe in solchen Zeiten wird durch andere Dinge als exotische Positionen und wilde Ekstase erhalten. Nutzen Sie jede Gelegenheit für Zärtlichkeit. Hauchen Sie nicht einfach nur einen flüchtigen Abschiedskuss auf seine Wange – tun Sie es innig! Schlafen Sie Arm in Arm ein, halten Sie Händchen, kuscheln Sie sich beim Fernsehen aneinander. Das alles stärkt Ihre Bindung. Denken Sie immer daran: Auch Stress geht vorbei und dann ist wieder mehr Zeit für sexuelle Höhenflüge.

Noch mehr Maßnahmen zum Entstressen finden Sie in den Beschreibungen zu Yoga, Massage und Aromatherapie ab S. 187.

Special: Klapperstorch im Liebesnest

Die Freude ist groß und die stolzen Eltern würden es am liebsten der ganzen Welt erzählen. Schwanger! Endlich! Da geht einem viel durch den Kopf. Vor allem, wenn es das erste Kind ist. Zur Freude mischt sich vielleicht ein wenig Verunsicherung. Wie wird es sein, wenn das Baby da ist? Schließlich hält schon der ganz »normale« Alltag einige Stolpersteine in Sachen Beziehungsmanagement und Sexleben parat. Ist erst einmal ein Kind im Haus, wird das Ganze nicht unbedingt einfacher.

Und das fängt schon in der Schwangerschaft an. Gerade in den ersten Wochen kämpfen werdende Mütter häufig mit Erschöpfung und Übelkeit. Ihr Körper muss sich erst auf den Nachwuchs einstellen, wilde Liebesspiele stehen eher selten auf dem Plan. Das kann sich aber schnell wieder ändern. Besonders im zweiten Trimester fühlen sich viele Schwangere voller Energie und damit steigt auch die Lust auf Sex bei vielen wieder deutlich an. Aber auch das ist natürlich sehr individuell. Schließlich ist nicht nur der spezielle Hormoncocktail gewöhnungsbedürftig. Während der werdende Vater den schwellenden Bauch mit Liebe und Stolz betrachtet, muss Frau erst einmal mit ihrem sich verändernden Körper zurechtkommen.

Auch ihr Selbstbild von der unabhängigen Frau will in Einklang mit ihrer neuen Rolle als Mutter gebracht werden – mit all der damit verbundenen Verantwortung.

Ist der neue Erdenbürger dann endlich da, können sich frischgebackene Eltern gar nicht satt sehen an ihrem kleinen Wunder. Eine schöne, aber mitunter auch sehr anstrengende Zeit bricht an. Da muss im Akkord gewickelt und gefüttert, das kleine Menschlein beruhigt, der Bauch massiert werden. In der Säuglings- und Babyzeit steht eine Beziehung ganz besonders auf dem Prüfstand. Wenig Schlaf, kaum Freiraum und fehlende Erfahrung im Umgang mit dem Winzling belasten das ansonsten »perfekte« Glück oft mehr, als man vor der Geburt annimmt. Gerade Mama muss in dieser Phase viel geben und ihre eigenen Wünsche zurückstellen. Manche erleben sich als »mit dem Kind alleine gelassen«. Der Mann schlüpft meist sehr schnell wieder in den beruflichen Alltag zurück und Oma kann oftmals nicht viel Unterstützung leisten – weil sie zu weit weg wohnt oder selbst noch berufstätig ist. Durch die Geburt und das Stillen körperlich und seelisch erschöpft, das Bedürfnis nach körperlicher Nähe durch den intensiven Kontakt mit dem Baby übererfüllt, wünscht sich manche Mutter vor allem eines: endlich wieder einmal Zeit und Raum für sich selbst. Sex spielt für sie in dieser anstrengenden Zeit häufig eine untergeordnete Rolle. Anders bei Frauen, die in dieser schwierigen Phase viel Unterstützung erhalten. Bei ihnen keimt die Lust schneller wieder auf, können sie ihr Neugeborenes immer mal wieder ein paar Stunden in die Hände des Vaters oder der Oma geben und sich ganz auf sich selbst konzentrieren.

Hinzu kommt, dass Schwangerschaft und Geburt temporäre Spuren im Selbstbewusstsein der Frau hinterlassen können. Der eigene Körper wird oft als fremd und weniger attraktiv erlebt. Der weiche, noch schlaffe Bauch, die durch das Stillen veränderten Brüste und der manchmal als traumatisch erlebte Dammschnitt tragen nicht unbedingt zum körperlichen Wohlbefinden bei. In dieser Zeit haben viele Frauen schlicht »Angst« vor Intimität, weil sie sich vor potenziellen Schmerzen fürchten. Zudem ist in der Stillperiode die Lubrikation, das heißt die Feuchtigkeit der Scheide, hormonell bedingt leicht vermindert, was ebenfalls zu Schmerzen beim Sex führen kann. Zwar ließe sich dieses Problem mit Gleitgel verhältnismäßig einfach lösen, oft stehen aber Unwissenheit oder falsche Scham im Weg.

SCHMERZEN VERLEIDEN DEN SEX

Nicht nur die Erschöpfung durch fehlende Nachtruhe und die allgemeine Umstellung lassen die Lust in den Keller sinken. Zwar haben Eltern im Schnitt acht Wochen nach der Geburt wieder Sex, allerdings klagt rund ein Drittel der Frauen noch ein Jahr nach dem freudigen Ereignis über Schmerzen. Das ist das Ergebnis einer aktuellen Umfrage, die das Birmingham Perinatal Institute bei rund 500 Frauen durchgeführt hat. Am häufigsten betroffen waren ältere Mütter, Mütter mit größeren Babys, solche, die lange in den Wehen lagen und Asiatinnen. Die britischen Wissenschaftler stellten fest, dass 55 Prozent der befragten Frauen nach der Geburt unter gynäkologischen Problemen und 54 Prozent unter Stressinkontinenz, die beispielsweise beim Lachen oder Husten auftritt, litten.

Vater werden ist nicht schwer …

… Vater sein, dagegen sehr. Nicht nur das Leben der Frau, sondern auch das des Mannes, der quasi von jetzt auf gleich Vater geworden ist, verändert sich. Obwohl müde, weil der Nachwuchs nachts mehrfach gekräht hat, muss er am nächsten Tag im Büro fit sein. In der Regel spüren junge Väter stärker als vorher die Verantwortung, die Existenz ihrer kleinen Familie zu sichern. Der Druck, jetzt der (Haupt-)Ernährer zu sein, lastet schwer auf manchen Schultern. Und führt dazu, dass er sich noch mehr in seinen Job kniet. Frust macht sich breit, wenn er dann zu Hause statt der erhofften Erholung und Erfüllung seiner Bedürfnisse – emotionalen wie körperlichen – eine gestresste Partnerin und ein schreiendes Baby vorfindet. Nicht selten empfinden Männer auch Neid und Zurücksetzung, wenn sie das innige Verhältnis zwischen ihrer

Partnerin und dem Baby beobachten. Reichlich Sprengstoff für eine Beziehung.

Viele Männer sind in dieser schwierigen Phase verunsichert und reagieren gekränkt auf die sexuelle Zurückweisung ihrer Gefährtin. Der temporäre Rückzug ihrer Liebsten stellt sie vor ein Rätsel. Was hier hilft, ist das Gespräch mit erfahrenen Vätern. Schnell wird klar, dass diese »Sex-Karenz« vorübergehend und zudem völlig normal ist. Gerüstet mit diesem Wissen, kann Papa den Rückzug dann meist etwas gelassener akzeptieren.

Hürden im Familienalltag

Mit der Ankunft des neuen Erdenbürgers verändern sich die Herausforderungen an die Beziehung also schlagartig. Schwelende Dauerthemen können neu aufflammen. Der Klassiker: Schwiegereltern. Sind sie zu oft da? Oder unterstützten sie die junge Familie nicht ausreichend? Experten nennen das Abgrenzung zu den Ursprungsfamilien. Und genau die muss neu verhandelt werden. Wie weit darf beispielsweise die Schwiegermutter gehen und wo müssen ihr Grenzen gesetzt werden, wenn es um die Erziehung, Ernährung oder Kleidung des Kleinen geht. Und wer setzt sie? Ein Dauerbrenner in mancher Beziehung: »Deine Mutter hat schon wieder …«

Und das ist noch nicht alles. Hinzu kommt oftmals noch die Geldfrage. Schließlich muss es jetzt für drei reichen. Auch der Babysitter wird bei kleinem Budget eher selten gebucht. Unbeschwert ausgehen kann nur einer – der andere bleibt zu Hause und hat Kinderdienst.

Das alles birgt in der Summe jede Menge Konfliktpotenzial. Wo viel gestritten wird, sich Partner unverstanden fühlen, da leidet auch der Sex. Aber keine Sorge: Verstehen Sie diese schwierige

Zeit als eine normale Reifungskrise, die Sie gemeinsam meistern werden.

Aber damit ist der Balanceakt »Kinder und erfüllte Sexualität« noch lange nicht vorbei. Sind die Kleinen erst einmal aus dem Babyalter heraus, fordern sie zwar nicht mehr uneingeschränkte Aufmerksamkeit. Aber dafür lauern den Eltern völlig neue Herausforderungen auf, wollen sie sich ungehemmt der Lust hingeben. Wenn Sohnemann beispielsweise mitten im schönsten Liebesakt ins Schlafzimmer platzt. Oder das Töchterchen ausgerechnet dann lautstark ihrer Langweile Ausdruck verleiht, wenn er seine warmen Hände unter ihren Pulli gleiten lässt. Viele Eltern wollen die Schlafzimmertür nicht absperren – aus Angst, falsche Signale an ihre Kinder zu senden. Andere wiederum verlegen ihre sexuellen Aktivitäten in die Zeit, wenn die Kinder im Bett sind. Nur dumm, dass manche Menschen Sex morgens oder tagsüber bevorzugen. Träumt der Nachwuchs von Monstern und Räubern, wird der Platz im Ehebett manchmal eng. Und weil es so schön ist, denkt Junior gar nicht daran, sein hart erkämpftes Terrain wieder zu verlassen.

Da hilft nur eins: Freiräume schaffen. Türen dürfen auch einmal abgesperrt werden. Opa und Oma freuen sich bestimmt, wenn der kleine Racker sie für ein Wochenende besuchen kommt. Zwei ruhige Tage zu Hause oder in einem lauschigen Hotel sind Balsam für das gebeutelte Liebesleben. Oder vielleicht kann ja die Nachbarstochter ab und zu ein paar Stündchen den Atemzügen der Kleinen lauschen, während Sie gemeinsam endlich wieder einmal in der Lieblingstrattoria einkehren. Wenn es nicht wirklich dringende Kinderprobleme zu diskutieren gibt, sollten Sie, ganz wie in alten Zeiten, »Erwachsenen-Gespräche« führen. Verbalerotik erwünscht, Pampers, Schnuller & Co. verpönt!

Auch wenn Eltern immer nur das Beste für ihren Nachwuchs

wollen und meinen, sie müssten sich voll und ganz darauf fokussieren: Ihre Kinder werden es Ihnen ebenso danken, wenn Sie auf lange Sicht ausgeglichener und zufriedener sind, weil es in der Partnerschaft und mit dem Sex klappt.

Der Feind in meinem Bett

»Love on the rocks« – ob Neil Diamond wusste, wovon er sang? Wie es ist, wenn einer begehrt und der andere dicht macht? In einer Partnerschaft ein mehr oder weniger subtiler Kampf um die Macht ausbricht? Wenn ehemals Liebende zu erbitterten Feinden werden? Sie finden, das klingt drastisch? Stimmt. Aber wer mit offenen Augen und Ohren durch die Welt läuft, begegnet diesem Phänomen regelmäßig. Manchmal zu erkennen am Umgangston von Paaren. Scharf und verletzend, wie sie ihn Freunden gegenüber nie anschlagen würden. Unschöne Seitenhiebe, die gerne in Anwesenheit anderer Menschen geäußert werden. »Na, Obelix, willst Du wirklich noch einen Nachschlag?« – »Meine Frau interessiert sich ja leider nicht für Politik.« Alles vor Publikum, versteht sich. Schließlich geht es darum, anderen zu demonstrieren, wie schwer man es mit dem Partner hat. Dass er oder sie eigentlich nicht den Erwartungen und Hoffnungen entspricht, die am Anfang der Beziehung noch wie ein vages Versprechen über allem lagen. Was realistische Zeitgenossen übrigens die »rosarote Brille« nennen würden. Und manchmal sind es gerade jene Eigenschaften, die wir im rosa Nebel so umwerfend fanden, die uns später nur noch zum Ausrasten bringen. Da mutiert die erfrischende, quirlige Blondine plötzlich zur unerträglich lauten, fast schon peinlichen Begleitung. Oder der tiefgründige Intellektuelle wird nach Jahren zum miesepetrigen Existenzialisten. Unerfüllte Erwartungen, zerstörte Hoffnungen, Enttäuschungen, permanente Vorwürfe und Sticheleien – irgendwann bekommt man dafür die »Liebe auf Eis« serviert. Ein wahrlich ungenießbarer Drink, der bestimmt nicht zum Lustrausch führt. Der Sex ist dann vermutlich ebenfalls unterkühlt, wenn das Begehren nicht schon ganz eingefroren ist. Da hilft nur eines: Offenheit von Anfang an. Aussprechen, was man erwartet, mit welchen Eigenheiten man leben kann und mit welchen eben nicht. Den Partner erkennen und annehmen, als den Menschen, der er ist, statt ihn zum Traumprinzen oder zur Traumfrau modellieren zu wollen. Daran und an übertrieben hohen Erwartungen kann ein Paar nur scheitern.

Sexentzug als »Waffe«

Eine Studie der Zeitschrift »Freundin« lässt tief blicken: 56 Prozent der befragten Frauen gaben an, Liebes- und Sexentzug für eine gerechte Strafe bei Beziehungsstress zu halten. Bei den Männern hingegen sehen das nur 27 Prozent so. Ist erotische Zurückweisung also eine typisch weibliche Waffe? Experten bejahen diese Frage eindeutig.

Das wusste wohl auch schon der antike Dichter Aristophanes. In seiner Komödie »Lysistrata« zeigt er, wie erfolgreiche Machtausübung durch (verweigerten) Sex funktioniert: Die Frauen Athens und Spartas haben den ohne Unterbrechung wütenden Peloponnesischen Krieg satt, den ihre streitsüchtigen Männer verursachten. Die Athenerinnen besetzen unter der Führung Lysistratas die Akropolis und sind von Stund an nicht mehr bereit, mit ihren Männer zu schlafen. Die Frauen Spartas tun es ihnen nach. Nach einigem Hin und Her geht die Strategie schließlich auf und die triebgeplagten Gatten schließen endlich Frieden. In diesem Fall ist Sexentzug wohl als weiblicher Pazifismus zu verstehen. Im täglichen Leben geht es dabei allerdings eher selten um Frieden.

MACHTKAMPF IM BETT

Lange war die Rollenverteilung klar: Männer waren das starke, Frauen das schwache Geschlecht. Dafür sorgte schon allein das Gesetz. Frauen hatten wenig Freiheit, durften beispielsweise keine Konten eröffnen. Doch auch schon vor 150 Jahren stellten sich die internen Machtverhältnisse in Beziehungen häufig anders dar. Während er das Geld verdiente, schwang sie das Zepter zu Hause. Und schuf damit ebenfalls eine Abhängigkeit. Denn ohne sie fand er sich im Haushalt nicht zurecht und hatte wenig Ahnung vom täglichen Leben seiner Kinder.
In einer guten Partnerschaft herrscht eine Art Ebenbürtigkeit: Er ist auf dem einen Gebiet der Stärkere, sie dafür auf einem anderen. Das Kräfteverhältnis ist relativ ausgewogen.
Paare ringen traditionell auf drei Machtfeldern miteinander, erläutert Frank Naumann in seinem Buch *Die zehn Geheimnisse ewiger Liebe*:

Entscheidungen
Haben beide gleich viel zu sagen? Oder ist einer durchsetzungsstärker? Hier sind Verhandlungsgeschick und Beharrlichkeit gefragt. Wer aber bei Konflikten dem Frieden zuliebe immer nachgibt, ist im Nachteil. Denn nimmt sich der Stärkere nicht freiwillig zurück, entsteht hier ein Ungleichgewicht. Ist eine Beziehung ausgewogen, sucht sich der »Schwächere« den Ausgleich dafür einfach in einem anderen Machtfeld. Ist das nicht möglich, wird er eines Tages ganz unerwartet die Möbelpacker bestellen.

Versorgung
Er verdient zwar mehr Geld, aber sie verfügt über die Haushalts- und Erziehungskompetenzen. Ein Pfund, mit dem sich gut wuchern lässt. Ohne seine bessere Hälfte ist er nämlich nach Büroschluss ziemlich hilflos. In traditionellen Ehen herrscht durch diese Konstellation eine wech-

selseitige Abhängigkeit. Etwas anders sieht es in modernen Beziehungen aus: Beide verdienen Geld, dennoch sind Staubsaugen, Wäschewaschen und Einkaufen auch für ihn kein Fremdwort. Das beschert zwar mehr individuelle Freiheit, schwächt aber oft auch die Bindung.

Gefühlskompetenz

Wer hier der Stärkere ist, bestimmt auch das Beziehungsklima. Meist sind es die Frauen, die aufgrund ihres größeren Einfühlungsvermögens den stärkeren Einfluss ausüben. Natürlich ist es das Verdienst beider, wenn eine Beziehung so richtig gut läuft. Aber fast immer ist ein Partner der aktivere und ergreift die Initiative – mit Gesten des Entgegenkommens, beim Thematisieren von Dingen oder auch mit Nähe und Distanz.

Tatsächlich ist Sexentzug eines der schwersten Geschütze, das in einer Beziehung aufgefahren werden kann. Die Verweigerung trifft den anderen im wahrsten Sinne des Wortes unter der Gürtellinie und wird oft als Ablehnung der ganzen Person empfunden. Er berührt im Bett sanft ihre Haare, sie dreht sich weg. Er will zärtlich ihre Hand nehmen, sie entzieht sie ihm wieder. Kaum schlüpft er unter die Bettdecke, rückt sie wortlos ab. Er ist verwirrt, gekränkt und kann sich keinen Reim darauf machen. Ebenso bedrückend ist das Schweigen, das sich wie eine Mauer zwischen den Partnern auftürmt. Ein gefährliches Spiel mit unfairen Mitteln und oftmals unberechenbaren Folgen.

Doch warum greifen Menschen, vornehmlich Frauen, zu dieser Maßnahme? Sexentzug ist oftmals eine indirekte Strafe für enttäuschte Erwartungen, für verdrängte Verletzungen, Eifersucht. Verbunden mit dem Unvermögen, über Emotionen sprechen zu können. Ziel ist es, durch die Verweigerung Macht auszuüben.

Denn die hat man, wenn man die Bedürfnisse des anderen, wie eben das nach Sex, kontrolliert. Sex wird zum Instrument, das Bestrafung und Belohnung erlaubt. Der Partner muss büßen – nur weiß er dummerweise oft nicht einmal, wofür. Körperliche Verweigerung dient mitunter als heimlicher Triumph, als Geste der Autonomie. Beim anderen machen sich indes Ohnmacht, Verwirrung und Verunsicherung breit. Sexentzug trifft ihn da, wo er besonders verletzlich ist. Er ist gekränkt, das Vertrauen schwindet und über lange Zeit damit auch oft die Liebe.

Was hilft gegen die frostige Kälte im Bett? Zuerst einmal: Sex- und Liebesentzug ist immer ein Signal, eine verschlüsselte Botschaft: »Ich will etwas.« Liegt die Beziehungstemperatur unter dem Nullpunkt, läuft gerade etwas gewaltig schief.

Reden ist die einzige Möglichkeit, mit dem Problem umzugehen. Denn wie gesagt: Sexentzug ist ein nicht artikulierter Hilfeschrei. Jetzt heißt es, über seinen Schatten springen und den Mund aufmachen. Sicher nicht ganz einfach, denn eine Zurückweisung tut erst einmal nur weh. Doch die meisten Missverständnisse beruhen auf mangelnder Kommunikation – Rückzug als Reaktion auf die sexuelle Verweigerung des Partners wäre daher der falsche Weg. Um den gordischen Knoten zu durchtrennen, muss die Frage nach Recht oder Unrecht erst einmal beiseite geschoben werden. Stattdessen sollte man zuhören und versuchen, auf den Partner einzugehen und zu verstehen, was ihn belastet. Erst, wenn klar ist, was zum Sex-Krieg geführt hat, besteht wieder eine Chance auf Frieden. Hilfreich kann hier auch der Besuch bei einem Paartherapeuten sein.

Die Luft ist raus

Gerade noch hat man sich angeregt unterhalten, liebevoll berührt, den schönen Abend in der Bar ausklingen lassen. Kaum zu Hause und im Schlafzimmer, wird flink in den Pyjama gesprungen und unter die Bettdecke geschlüpft. Wohlig aneinandergekuschelt gibt es noch einen Gute-Nacht-Kuss und anstelle ekstatischer Stoßatmung ziehen bald gleichmäßige Atemzüge durchs Schlafgemach. Der letzte Gedanke vor dem Einschlafen: »Eigentlich wäre es schön gewesen, heute noch Sex zu haben.« Doch der Anreiz ist nicht mehr sehr groß, die Müdigkeit hingegen schon.

Lustlosigkeit in langen Beziehungen ist ein verbreitetes Phänomen. Dabei sind nicht immer Beziehungskrisen oder große Dramen daran schuld. Oft verstehen sich die Partner ganz wunderbar und mehr als die üblichen kleinen Streitereien belasten die Beziehung kaum. Trotzdem spielt sich im Bett nicht mehr viel ab. Früher war das ganz anders – sehnsuchtsvoll denken beide an die ersten gemeinsamen Jahre. Wo sich aus jeder zufälligen Berührung in Sekundenschnelle lustvoller, wilder Sex entwickeln konnte. Wie das eben so ist, wenn Menschen frisch verliebt sind und nicht genug voneinander bekommen können. Doch es liegt im Wesen der Zeit, dass diese enorme Attraktion und Aufregung nach einigen Jahren nachlässt. Aus der anfänglichen Verliebtheit wird Liebe und die kann eigentlich ganz gut damit umgehen, dass Sex nicht mehr täglich auf dem Plan steht. Unser Körper selbst sorgt auf biochemischer Ebene ein Stück weit dafür, dass wir nach einer gewissen Beziehungsdauer nicht mehr ständig aneinander herumfummeln oder im Bett landen. Paare sollten sich hüten, die ersten Monate der Verliebtheit, prall gefüllt mit Sex, als Vergleich heranzuziehen. In dieser Zeit herrscht schlicht der Ausnahmezustand. Später pendelt sich unser Lustpegel einfach wieder beim Normalzustand ein.

Sex lebt von Spannung

Viele Paare kommen mit weniger Sex gut hin und sind durchaus zufrieden damit. Mit den Jahren ist er für sie vielleicht nicht mehr das wichtigste aller Themen. Vielmehr stehen Liebe, Geborgenheit und Vertrauen im Vordergrund. Das Begehren wird seltener. Na und? Ist das wirklich so schlimm? Wenn beide diesbezüglich entspannt sind und dafür ihre Innigkeit intensiv genießen, steht dem Glück nichts im Wege.

Die Sache ist natürlich etwas anders gelagert, wenn ein oder beide Partner das Gefühl haben, dass ihr Sexleben in eine Schieflage geraten ist. Unzufriedenheit breitet sich aus, man schläft nicht mehr mit, sondern nur noch nebeneinander. Aus einem Liebespaar ist eine WG zur effektiveren Bewältigung des Alltages geworden.

Dann wird es Zeit für ein paar Experimente, um wieder etwas Spannung aufkommen zu lassen. Denn die erzeugt Lust.

Begehren setzt ein gewisses Maß an Fremdheit voraus. Deswegen ist das Neue für uns immer so aufregend. Ein unbekannter Mann, eine geheimnisvolle Frau. Wie wird sie sich wohl anfühlen? Wie wird er uns berühren? Fordernd? Welche Vorlieben hat er? Es ist eine Entdeckungsreise, ein Abenteuer. Wir wollen mit dem fremden Menschen vertraut werden und Sex ist ein ziemlich guter Weg dahin. Schwierig natürlich, wenn wir unseren Süßen schon gut kennen und über Jahre eine harmonische Beziehung mit ihm führen. Daraus entsteht abends im Bett nicht unbedingt knisternde, erotische Spannung. Häufig machen es sich Paare in einem Bereich, in dem sie sich wohlfühlen, bequem. Das heißt: Sie haben eingespielten Sex ohne große Überraschungen. Standardstellungen, übliche Berührungen, einsilbige Verbalerotik, Sex immer mit fünf Minuten Vorspiel. Anders geht gar nicht. Das gibt ein Gefühl der Sicherheit. Aber eben auch der Langeweile. Wie gesagt, Sex und Lust leben von Spannung, Fremdheit und Neugierde.

Sie denken, das ist nach so vielen Jahren schwierig? Vielleicht. Aber auch in langjährigen Beziehungen steckt mehr Kribbel-Potenzial, als Sie denken. Lassen Sie uns gemeinsam ein kleines Experiment wagen. Nehmen Sie sich ein paar Minuten Zeit und überlegen Sie einfach, was Ihr Partner WIRKLICH von Ihnen weiß. Hat er eine Ahnung davon, mit welchen erotischen Phantasien Sie sich auf Touren bringen, wenn Sie es sich selbst machen? Oder welche Bilder in Ihrem Kopf entstehen, wenn Sie in einem Buch eine erotische Passage lesen? Oder was Sie schon immer mal ausprobieren wollten? NEIN? Sehen Sie. Und nun gehen Sie einfach einmal davon aus, dass es sich bei Ihrem Partner ganz ähnlich verhält. Es gibt, gerade in Sachen Sex und Erotik, bestimmt vieles, das Sie noch nicht voneinander wissen und gemeinsam neu entdecken könnten. Das ist die gute Nachricht. Die schlechte: Vielen Menschen fällt es sehr schwer, ihre sexuellen Phantasien dem Partner zu offenbaren. Experten der Universität Göttingen meinen, dass wahrscheinlich nur 35 bis 44 Prozent der eigenen erotischen Wünsche beim Sex mit dem Partner befriedigt werden. Das heißt, knapp zwei Drittel aller Wünsche und Vorstellungen halten wir vermutlich für so unanständig oder unzumutbar, dass wir uns nicht trauen, dem Partner davon zu erzählen. Mehr dazu im Kapitel *Selbst ist die Frau – Machen Sie den Mund auf*. Natürlich sind solche Offenbarungen zu sexuellen Vorlieben nicht ganz ohne Risiko. Aber genau das macht es ja so spannend. Womit wir wieder beim Thema wären.

Überhaupt kann sich mit den Jahren einiges einschleichen, was gutem Sex langsam den Wind aus den Segeln nimmt:

Das Warten auf eine passende Gelegenheit.
Viele Paare haben festgefahrene Rituale: Sex klappt nur, wenn die Kinder weg sind, die richtige Musik läuft, Romantik einen verzaubert hat oder der Urlaub einen entspannt. Das sind Mythen. Nutzen Sie Gelegenheiten oder schaffen Sie selbige im Zweifelsfalle. Auch wenn Sie gerade nicht romantisch gestimmt sind.

Das Warten auf die gemeinsame Lust.
Sollten Sie vermeiden! Sonst kann es Ihnen im hektischen Alltag passieren, dass Sie monatelang darauf warten. Menschen ticken nicht immer synchron. Wenn Sie nach einem anstrengenden Tag nach Hause kommen und Ihr Liebster Ihnen Avancen macht, sagen Sie nicht gleich: »Ich bin zu müde, ich habe keine Lust.« Fallen Sie nicht der Vorstellung zum Opfer, dass es ohne Lust mit dem Sex nicht klappt. Das ist nämlich ein Irrtum! Es verhält sich ein bisschen wie mit dem Ausgehen nach einem stressigen Arbeitstag. Eigentlich ist man viel zu müde, um mit den Freundinnen um die Häuser zu ziehen. Schließlich rafft man sich aber doch dazu auf. Und ist im Nachhinein glücklich, es getan zu haben. Genauso kann es mit Sex sein. Wenn er Lust hat und Sie müde sind – soll er doch »schon mal anfangen«. Mal sehen, was passiert. Manchmal stellt sich der Spaß eben erst beim Machen ein!

Das wird sich von alleine ergeben.
Nein, sich ins Bett zu legen und zu erwarten, dass »es« einfach passiert, klappt nicht. Guter Sex hängt immer von den Beteiligten ab. Ergreifen Sie also die Initiative! Versuchen Sie, Ihren erotischen Impulsen wieder stärker nachzugeben. Wenn Sie beispielsweise beim Kochen »unanständige« Gedanken überraschen, rufen Sie Ihren Liebsten an und flüstern Sie ihm ins Ohr. Oder wenn Sie bei einem schönen Abendessen im Restaurant sitzen und Sie plötzlich Lust auf ihn haben – sagen Sie es ihm. Es wird ihn angenehm überraschen und für Knistern ist gesorgt.

Schweigen und leiden.

Sagen Sie, was Sie sich wünschen. Das ist nicht ganz einfach, aber bestimmt lohnenswert. Ihr Partner kann nämlich keine Gedanken lesen. Wenn Sie nicht klar erläutern, was Sie sich wünschen, werden Sie nie den Sex bekommen, der Sie zufrieden stellt. Unverständliches Gemurmel oder vermeintlich anleitendes Stöhnen reichen hier nicht aus. Das Problem: Gerade Frauen haben oftmals kein sehr positives sexuelles Selbstbewusstsein. Es fällt ihnen sehr schwer, ihre Wünsche zu formulieren. Dabei ist gerade eine feste Beziehung die perfekte Grundlage für erfüllten Sex, denn es gibt einen Partner, dem man absolut vertraut. Jetzt heißt es, dieses Vertrauen auch für die Erotik nutzen.

Sie sind nicht seine Mutter *(und er nicht Ihr Vater)*!

Eigentlich meint man es ja nur gut. Umsorgt den Partner liebevoll, kümmert sich, »betütelt« ihn. Bis zu einem gewissen Punkt ist das für die Beziehung gut und wichtig. Wenn aber ein Partner über die Jahre bewusst oder unbewusst die Rolle der fürsorglichen Mutter beziehungsweise des Vaters übernimmt, ist er als Sexualpartner irgendwann nicht mehr spannend, kann mitunter sogar tabu werden.

Aus der Übung?

Manchmal haben Paare, ohne es eigentlich zu wollen, über die Jahre den sexuellen Kontakt regelrecht verloren. Dann geht es erst einmal darum, sich wieder zu berühren, zu streicheln, zärtlich miteinander zu sein. Das kann sich bisweilen seltsam oder sogar ein wenig peinlich anfühlen. Aber das macht gar nichts, es fehlt nur an Übung. Hauptsache, beide finden wieder einen Weg zurück zu mehr Körperlichkeit. Wenn das klappt, ist schon der erste Schritt in Richtung Sex getan.

Zeigt Ihr Sexleben nach vielen Beziehungsjahren erste Ermüdungserscheinungen, sollten Sie nicht erwarten, dass Ihr Partner das Problem lösen wird. Oder derjenige sein müsste, der sich ändern sollte. Wollen Sie die Flaute im Bett wirklich bekämpfen und mehr Schwung in Ihr Liebesleben bringen, dann müssen Sie beide daran arbeiten. Offen sein, sich neu suchen und finden.

Die Latte liegt hoch

Noch mehr Lust, noch aufregenderen Sex, ultimative Verführungsstrategien: Unzählige Bücher und Zeitschriften versprechen, die schönste Nebensache der Welt noch besser zu machen. In Werbung, Fernsehserien oder auf der Kinoleinwand – überall werden wir mit Sex, Lust und Erotik regelrecht bombardiert. »Sex sells« zählt schon längst nicht mehr zum Geheimwissen kreativer Werber. Limo, Bier und sogar Margarine werden in den Werbespots erotisch aufgeladen, in der Hoffnung, das Produkt besser zu verkaufen. Keine Daily Soap kommt ohne einen gehörigen Schuss an Sex oder Erotik aus, gerne auch etwas exotischer. Kurzum: Sex und mehr oder weniger direkte erotische Anspielungen sind heutzutage allgegenwärtig.

Doch es scheint eine Kluft zwischen den aufwendig inszenierten Szenarien der bunten Medienwelt und unserer Realität zu geben. Seien wir doch mal ehrlich: Wer von uns kann in seinem täglichen Leben dauerhaft Schritt halten mit den sexuellen Phantasien der Glitzerbranche? Der Dauerlust, dem Sex auf dem Schreibtisch, im Hauseingang oder Lift? Welche Frau stöckelt schon täglich auf hochhackigen Pumps und in halterlosen Strümpfen durch die Welt? Allzeit bereit für die beste Nummer ihres Lebens? Wohl nicht sehr viele. Trotzdem wird das, was wir täglich mehr oder weniger bewusst absorbieren, zum Maßstab, zum Leitungssoll. Es reicht vielen nicht mehr, »einfach nur Sex« zu haben, sondern er muss immer exotisch, aufregend, erdrutschartig sein. Dabei sind es gerade diese überzogenen Erwartungen, die unser eigenes Liebesleben daneben irgendwie mickrig aussehen lassen. Wir entwickeln falsche Vorstellungen davon, was eine erfüllte Sexualität meint. Glauben, Sex sei eine Art Hochleistungssport. Frauen, genauso wie Männer, fühlen sich unter Druck, weil sie Angst haben, dem gängigen Standard nicht zu entsprechen, also: Frauen kommen immer mehrmals hintereinander und ein Mann ist nur dann ein echter Kerl, wenn er immer will und ihr besagte multiple Orgasmen tatsächlich verschaffen kann. Großartig. Da hatten es unsere Großväter wirklich einfacher. Früher galt ein Mann schon als toller Hecht, wenn er eine Frau rumgekriegt hat. Ein Leistungsnachweis über Dauer, Frequenz und Orgasmushäufigkeit musste nicht erbracht werden.

SEXUALITÄT = SEX?

Auch wenn wir Sex oft lässig als Abkürzung für Sexualität verwenden und zwischen beiden Wörtern nicht streng unterscheiden – handelt es sich dabei tatsächlich um dasselbe? Viele Menschen setzen mit Sex den klassischen Koitus gleich. Alles andere, das heißt, alles andere als Penetration, ist für sie kein Sex. Sie küssen sich, streicheln sich, stimulieren sich gegenseitig mit der Hand zum Orgasmus? Trotzdem glauben Sie, Sie hätten keinen »richtigen« Sex? Versuchen Sie es doch mal mit Sexualität! Denn diese umfasst viel mehr. Sie beinhaltet alles, was sich zwischen zwei Menschen abspielen kann – Lustgefühle, Zungenspiele, Zärtlichkeiten und andere Dinge, die viel Spaß machen.

Die Latte liegt hoch

Dass Sex richtig gut läuft, ist heutzutage für viele Menschen von enormer Bedeutung. Nur wer guten Sex hat, hat angeblich auch eine gute Beziehung. Er ist also eine Art Gütesiegel, der TÜV für die Beziehung. Wer ihn nicht hat, mit seinem Partner keine halsbrecherischen Stellungen nachturnt und keine unglaublichen Orgasmen vorweisen kann, bei dem stimmt etwas nicht. Kein Wunder, dass Frau, die beim Sex für einen Höhepunkt selbst mit Hand anlegen muss, sich manchmal seltsam fühlt. Oder wenn sich der Orgasmus nicht einstellen will, fast dafür schämt. Worum geht es denn eigentlich? Ist Sex wirklich eine olympische Disziplin oder nicht vielleicht doch die größtmögliche menschliche Nähe?

Dazu meint der Therapeut Ulrich Clement in einem Artikel in der *Frankfurter Rundschau* vom 10. 1. 2004: »Es zählt nicht die Menge des Geschlechtsverkehrs, sondern die Innigkeit. Ich sehe die Kunst darin, ganz normalen, mittelguten Sex zu haben, wie es so häufig der Fall ist, und sich zu sagen: Das gehört auch dazu. Statt immer nur in wilden erotisierten Wunschvorstellungen zu verharren.«

Sex ist also nicht nur wilde Ekstase. Es geht nicht darum, möglichst viele Stellungen auszuprobieren, sondern darum, herauszufinden, was Ihnen und Ihrem Partner am meisten Spaß macht und gut tut. Und wenn das für Sie die Missionarsstellung ist, dann ist es eben so. Schluss mit den ewigen Beglückungserwartungen. Im Bett ist es wie in anderen Bereichen des Lebens: Manchmal fließt der Champagner, oft muss die Weinschorle reichen. Und an manchen Tagen gibt es eben Selters.

Noch eins: Glauben Sie nie Statistiken über die sexuellen Aktivitäten anderer. Wer ist bei der Beantwortung solcher Fragen schon ehrlich und was ist eigentlich normal? Manche Paare sind gestresst, wenn sie nur noch einmal die Woche Sex haben. Stimmt etwas nicht mehr mit uns? Früher haben wir doch … Wo liegt das Problem? Sie haben einmal pro Woche Sex? Gratulation!

Sie gehören zu den wenigen Paaren, die sich trotz langer Beziehung, Alltagsstress und vielleicht Kindern noch die Zeit nehmen, einmal wöchentlich ihre Liebe und Nähe auch körperlich zu zelebrieren. Das schafft nicht jeder. Stoßen Sie vorgegebene Standards und Normen einfach von Ihrer Bettkante und finden Sie Ihren ganz persönlichen Maßstab.

Licht aus! Aber warum?

Meine Beine sind zu schwabbelig. Mein Bauch zu dick. Meine Haut zu schlaff. Und erst die Fältchen um meine Augen … Kennen wir alle, oder? Eigentlich wollen wir uns von den langbeinigen Gazellen auf dem Laufsteg, den makellos schönen Gesichtern in Glamour-Zeitschriften nicht verunsichern lassen. Trotzdem stehen wir immer wieder nackt vor dem Spiegel, den Blick kritisch auf unsere vermeintlichen Problemzonen gerichtet. Da wird der Bikinikauf in der ungünstig beleuchteten Umkleidekabine zur wahren Mutprobe. Es wird herzhaft in die Oberschenkel gekniffen, der Hals verrenkt, um zu sehen, ob der Po noch an der dafür vorgesehenen Stelle sitzt oder der Busen schon Opfer der Schwerkraft geworden ist.

Wir denken ernsthaft darüber nach, statt des knappen Tangas einen Ganzkörper-Badeanzug zu erstehen – mit Längsstreifen, versteht sich, denn die strecken bekanntlich.

In unseren Köpfen blitzen ständig die 50 schönsten Frauen der Welt auf. Doch mit wem oder was vergleichen wir uns da eigentlich? Mit durchaus attraktiven, aber keineswegs perfekten Körpern, deren fotografische Abbilder am Computer sorgfältig retuschiert werden. Visagisten, Stylisten und Beleuchter tun ein Übriges, um gegen alles, was ein Makel zu sein scheint, vorzugehen. Falten werden mit Make-up, Botox und bestimmten Lichtwinkeln bekämpft. Beine werden optisch gestreckt und dünne Haare mit allerlei Zusatzmaterialien aufgerüstet. Eine Leinwand-Schönheit kann sogar auf ein Body-Double zurückgreifen wie ein Actionheld auf einen Stuntman. Was wir schließlich im Kino oder in Zeitschriften zu sehen bekommen, ist die maximal getunte Version einer Frau. Es ist die zeitgenössische, durch Modewelt und Werbung geprägte Vorstellung davon, was Schönheit zu sein hat. Wir haben dieses Kunstprodukt verinnerlicht und hecheln ihm wider besseres Wissen verzweifelt hinterher. Wir glauben tatsächlich, unser Wohl und Wehe hinge von noch einer Sporteinheit mehr pro Woche ab. Oder wir lassen uns endlich das Geld für die wahnsinnig teure Anti-Falten-Creme aus der Tasche ziehen, obwohl deren Wirkung sich wohl kaum von dem preiswerten No-Name-Produkt daneben unterscheiden wird. Ein fieses Teufelchen in unserem Kopf suggeriert uns, dass nur perfekte Frauen begehrenswert sind und für guten Sex Schönheit das wichtigste Kriterium ist. Solange uns ein Push-up-BH ein üppiges Dekolleté zaubert, uns raffiniert geschnittene Jeans Endlosbeine machen oder andere textile Kniffe ungeliebte Stellen verhüllen, können wir in der Regel ganz gut damit leben. Aber beim Sex werden nackte Tatsachen geschaffen. Viele Frauen bemühen sich dann angestrengt, auch im Bett eine möglichst gute Figur zu machen. Da werden der Bauch eingezogen, unvorteilhafte Stellungen vermieden oder das Licht schon beim Entkleiden ausgeknipst. Immer voller Sorge, dass der Partner etwas entdecken könnte, das ihm nicht gefällt. Zu dumm, dass man sich dabei so schlecht auf die Lust konzentrieren kann. Und lustvoller Sex hat jede Menge mit Loslassen und sich entspannen zu tun.

Für einen Mann ist nichts schlimmer, als mit einer Frau im Bett zu liegen, die gewisse Körperzonen zur erotischen Bannmeile erklärt. Die es hasst, wenn er ihren weichen Bauch liebkosen will. Für die »Licht aus« ein Muss ist, weil sie ihren Körper nicht zeigen will. Männer wollen aber kein »Püppchen«, das perfekt ist. Sie finden Frauen, die ihren Körper mögen und den Sex genießen viel aufregender. Wer sich selbst gut findet, strahlt Selbstbewusstsein aus und wirkt alleine dadurch schon anziehend und sexy!

Wir sollten uns also von der Vorstellung lösen, dass unser Liebesglück von der Kleidergröße abhängt. Ein flacher Bauch macht nicht automatisch sexy! Außerdem hat jede Abweichung vom gängigen Schönheitsideal Fans. Viele Männer haben eine Schwäche für Frauen, die weich und schön anzufassen sind. Unter schlank und wohlgeformt verstehen sie, was wir Frauen wahrscheinlich schon längst als fett bezeichnen würden. Andere wiederum stehen auf eine zarte, knabenhafte Figur. Das weckt ihren Beschützerinstinkt. Der eine mag große Brüste, der andere eher kleine. Mit dem Po ist es nicht anders. Als natürlich empfinden Männer jede Frau, die nicht kopfüber in den Schminktopf gefallen ist.

Also, seien Sie nicht so streng mit sich selbst. Männer sind es auch nicht. Vertrauen Sie einfach darauf, dass der Mann, der sich in Sie verliebt hat, kleine »Makel« überhaupt nicht wahrnimmt oder sie sogar erotisch findet. Außerdem hat er sich in Sie und Ihre vielen charmanten Eigenschaften verguckt. Was zählt da das bisschen Cellulite?

Leidenschaft unter Kontrolle

Sie treffen sich heute schon zum vierten Mal. Beim romantischen Abendessen ist die Spannung fast mit den Händen zu greifen. Alles ist aufgeladen mit knisternder Erotik. Die Gespräche, jeder Blick, jede Geste. Er bezahlt, sie verlassen das Restaurant und steigen in ein Taxi. Atemlose Küsse werden ausgetauscht, in seiner Wohnung fallen die ersten Hüllen. Er überschüttet sie mit

Komplimenten, streichelt sie liebevoll, schlüpft mit seiner Hand unter ihren Slip. Plötzlich wird ihr Rücken steif, ihre Beine klappen zusammen. Aus. Vorbei. Sie kann nicht. Sie hat Angst, sie schämt sich. Fühlt sich irgendwie unanständig.

Oder die Frau, die beim Sex immer versucht, möglichst leise zu sein. Den Mund zusammenpresst, damit bloß kein Laut entweicht. Ihr Partner könnte sie für animalisch, hemmungslos halten, sollte ein Seufzen oder gar Stöhnen zu vernehmen sein. Keine Einzelfälle. Leider. Sich Sex lustvoll hinzugeben, fällt manchen Frauen extrem schwer. Sie leben in dem Widerspruch, sich öffnen zu wollen, aber es nicht zu können. Die Angst, von ihrem Partner moralisierend bewertet und abgelehnt zu werden, begleitet sie bei jedem Liebesakt. Sie sorgen sich, beim hemmungslosen Liebesspiel ihr Gesicht zu verlieren. Ihr Partner könnte sie für ein schamloses Luder halten … Unbewusst wird das eigene Begehren als inakzeptabel empfunden, so als würden tief verwurzelte Erziehungsmuster, kulturelle Normen oder religiöse Gebote aktiv. Also muss sie kontrolliert werden. Allerdings ist es die Essenz von Hingabe und Leidenschaft, die Kontrolle aufzugeben.

»Da unten ist Pfui …«

Von Geburt an ist der Mensch ein sexuelles Wesen. Schon Säuglinge entdecken, dass es angenehm sein kann, sich an den Genitalien zu berühren. Viele kleine Jungs haben beispielsweise schon im ersten Lebensjahr Erektionen. Das ist überhaupt nicht ungewöhnlich. Mit drei, vier Jahren merken Kinder schließlich, dass sie sich durch Streicheln oder Reiben der Geschlechtsorgane stimulieren können. Auch das ist völlig normal. Gefragt sind hier lässige Eltern, die unverkrampft mit der Sexualität ihres Kindes um-

MÄNNER KAUFEN KONTROLLVERLUST

Täglich nehmen in Deutschland mindestens eine Million heterosexueller Männer die Dienste von Prostituierten in Anspruch. Aber selbst in anonymen Befragungen schämen sich Männer, ihre Beweggründe für einen Bordellbesuch darzulegen. Untersuchungen wollen jetzt klären, warum Männer zu Prostituierten gehen. Manche Gründe liegen auf der Hand: der Wunsch nach Abwechslung oder das Ausüben von sexuellen Vorlieben, die mit der Partnerin nicht ausgelebt werden können. Andere sind weniger offensichtlich. Das »Angenommenwerden« beispielsweise – im Bordell können Männer sein, wie sie sind. Sich stundenlang unterhalten, ohne sich zu fragen, wie sie dabei wirken. Sich eine schnelle Nummer wünschen, ohne ein schlechtes Gewissen haben zu müssen. Sie können sich fallenlassen, dürfen die Kontrolle verlieren – in einem strikt abgegrenzten Rahmen. Im täglichen Leben sind Männer ständig in Karriere- und Konkurrenzkämpfe verwickelt, es wird von ihnen erwartet, dass sie kontrolliert, strategisch, stark und dominant sind. Richtige Macher eben. Nicht so im Bordell. Dort können sie die Kontrolle abgeben – ganz ohne Gesichtsverlust. Denn die Prostituierte ist eine Unbekannte, die nichts erwartet. Die für eine Dienstleistung bezahlt wird. Und der »mann« im Zweifelsfalle nie mehr begegnet.

gehen können – das erspart dem Kind später sexuelle Probleme. Allerdings fühlen sich viele Eltern, vor allem jene der älteren Generation, unwohl, wenn sie ihr Kind beim Masturbieren erwischen. Durch ihren Kopf schwirren Phrasen wie »so etwas tut man nicht«, »ist unanständig« oder »macht krank« – nicht selten Relikte aus ihrer eigenen, sexfeindlichen Erziehung. Den Kleinen wird verboten, sich »da unten anzufassen«, manchmal sogar mit Bestrafung gedroht – Schuld- und Schamgefühle inklusive. Doch auch in der jüngeren Generation tun sich viele Erwachsene sehr schwer damit, zu akzeptieren, dass Kinder bereits sexuelle Gefühle haben. Dabei sind gerade diese ersten Erfahrungen und wie sie von den Eltern besetzt werden, für das spätere Leben von enormer Bedeutung. Werden in der frühkindlichen Phase keine positiven Gefühle für den eigenen Körper und seine Reaktionen zugelassen, kann eine solch körper- und lustfeindliche Grundhaltung der Boden sein, auf dem sexuelle Hemmungen sprießen. Frühe Verbote, moralisierende Einengung und die Unsicherheit vieler Eltern erzeugen Ängste und Schuldgefühle, die eine Entfaltung der sexuellen Lust ein Leben lang beeinträchtigen können. »Ich fühle mich schmutzig.«, »Ich schäme mich.« oder »Was er jetzt wohl von mir denkt?« – solche oder ähnliche Gedanken wurzeln oft tief in der Kindheit. Kein Wunder, dass dabei die Leidenschaft auf der Strecke bleibt.

Da hilft nur eines: Vergessen Sie das »Idealbild« des »anständigen« Mädchens. Schreien Sie, stöhnen Sie, tun Sie, wonach immer Ihnen ist. Punkt. Und den Mann, der sie deshalb schräg anschaut, können Sie getrost zum Mond schießen. Denn gute Liebhaber stehen auf diese Leidenschaft und empfinden es als Kompliment, wenn sie eine Frau im Sinne des Wortes beglücken können und spüren, dass sie sich wohl fühlt und Spaß hat. Leidenschaftslose Frauen, die im Bett ihn »machen lassen«, aber selbst wenig Engagement zeigen (…weil, »das tun anständige Mädchen nicht«…), törnen nicht wirklich an und verpassen auch selbst eine Menge. Zugegeben, es ist schwierig, den strengen Zensor im Kopf zum Schweigen zu bringen. Aber mit ein wenig Übung und Vertrauen in den Partner kann es funktionieren. Bringen Sie den Mut auf und sprechen Sie mit Ihrem Liebsten darüber. Vielleicht kann er Ihre Angst beschwichtigen und Ihnen sogar Mut machen.

Gesellschaft prägt Sexualität

Nicht nur die unmittelbare Erziehung durch Vater und Mutter nimmt Einfluss auf die sexuellen Verhaltensweisen eines Menschen. Auch indirekt wird ein Kind von den ersten Lebensjahren an durch gesellschaftlich vermittelte Regeln über die Sexualität belehrt. Während Kinder in manchen Kulturkreisen beispielsweise lernen, dass es »unrecht« ist, schon so früh der Sexualität Ausdruck zu geben, ist das anderorts völlig normal.

EROTISCHE FREIHEIT IN POLYNESIEN

Bis die abendländische Zivilisation Kontakt mit Polynesien aufnahm, gehörten dessen Bewohner vermutlich zu den sexuell freiesten Menschen der Welt. Sexualität wurde dort nie als schlecht, beschämend oder schmutzig angesehen.

Ganz im Gegenteil: Selbst die Götter und Priester strotzten vor Potenz. Sinnliche Lust wurde hoch bewertet. Neben sportlichen Wettkämpfen waren sexuelle Darbietungen Bestandteil des gesellschaftlichen Lebens. Es gab sogar einen religiösen Orden, dessen Mitglieder von Insel zu Insel reisten und die Menschen mit rituellen sexuellen Aufführungen unterhielten. Polynesische Kinder wurden von klein auf mit diesen Handlungen vertraut gemacht – sie durften entweder zu Hause zuschauen oder entsprechende Aufführungen bei den Festen mitverfolgen. Voreheliche Schwangerschaften wurden als Zeichen der Fruchtbarkeit gesehen und erhöhten sogar die Chancen eines Mädchens, einen Ehemann zu bekommen.

Diese ganz unterschiedlichen Erfahrungen im Heranwachsen führen nicht nur dazu, dass Menschen als Erwachsene unterschiedliche Ansichten darüber haben, was anständig und normal, unanständig oder unnatürlich ist. Auch die Lustfähigkeit kann darunter leiden, vor allem, wenn die Umwelt von Prüderie geprägt ist. Strenge Ver- und Gebote zur »minutiösen« Kontrolle von Sexualität, so vermutet man heute, können der Libido schwer zusetzen. Aber auch kulturelle Sexualnormen wie »Männer können immer« und »nur der Orgasmus zählt«, also sehr leistungsorientiert sind, haben einen gigantischen Einfluss auf sexuelles Verhalten und Erleben. Wie sehr, das haben Sie schon auf Seite 39 dieses Kapitels gelesen.

Auch religiöse Hintergründe können die Lustfähigkeit nachhaltig beeinflussen. So sind einige Sexualwissenschaftler der Meinung, dass auch heute noch die restriktiven Sexualnormen christlicher Glaubensgemeinschaften Einfluss nehmen auf unser Liebesleben. Aber was ist dran am Sex? Warum soll nach den Vorstellungen einiger Religionen Sexualität bestenfalls in der Ehe gelebt werden?

In zahlreichen Studien und Abhandlungen versuchen Wissenschaftler der Frage auf den Grund zu gehen, warum viele große Religionen immer so bedacht darauf waren, Sexualität zu kontrollieren. Schon Freud hat erste wegweisende Arbeiten zu einer Theorie erstellt, die heute als gesichert gilt: Sex ist nicht nur der Motor der biologischen Evolution, sondern auch eine der Triebkräfte der kulturellen Evolution. Oder mit anderen Worten gesagt: Was tun Menschen nicht alles, um das andere Geschlecht zu beeindrucken! Und das nur, um die eigene sexuelle Attraktivität zu erhöhen. Wahrscheinlich hätte sich kein Mensch je mit Kunst & Co. beschäftigt, wäre dies nicht mit einem gewissen sexuellen Selektionsvorteil verbunden gewesen. Möglicherweise auch deshalb war die Kontrolle der Sexualität nicht nur ein Nebenaspekt in den Religionen, sondern eine ihrer zentralen Stützen. Ihre Gründer hatten offenbar ein recht gutes Gespür für die weitrei-

SEX VOR DER EHE – WIE HALTEN ES DIE VERSCHIEDENEN RELIGIONEN DAMIT?

Christentum: Uneinheitlich.

Bei Katholiken ist Sex vor der Heirat (offiziell) nicht erlaubt. Nur die Ehe bildet den geeigneten Rahmen für Sexualität. Bei den Protestanten verhält es sich deutlich anders. Sex und Verhütung ist aus evangelischer Sicht die Verantwortung des Einzelnen (Christen).

Islam: Nicht erlaubt.

Die Ehe ist die einzig legale und als gesund empfundene Form des Zusammenlebens von Mann und Frau. Jeder intime, außereheliche Verkehr zwischen den Geschlechtern wird (offiziell) abgelehnt. Selbst für das Verhältnis zwischen Hure und Freier gibt es die schöne Umschreibung »Ehe auf Zeit«.

Buddhismus: Erlaubt.

In den ursprünglichen buddhistischen Schriften findet sich, nach unserer Kenntnis, kein Verbot zu Sex vor der Ehe. Allerdings wird im Buddhismus maßloses Verlangen u. a. als gefährlich für die seelische Balance angesehen. Wesentlich im Umgang mit der Sexualität ist eine bewusste und achtsame Einstellung. Ein klassisches »Sakrament der Ehe« existiert nicht, die Ehe ist auf einen bloßen Vertrag ohne spirituelle Bedeutung reduziert. Grundsätzlich darf Sexualität nicht dazu benutzt werden, andere zu verletzen oder Macht auf sie auszuüben. In manchen asiatischen Gesellschaften wie zum Beispiel Sri Lanka, Tibet oder Thailand wurde Sex vor der Ehe verboten.

Judentum: Nicht erlaubt.

Die Heirat ist die Schwelle zur aktiven Sexualität. Die Ehe soll Einsamkeit verhindern, den rechtlichen Rahmen für die Sexualität stellen und Basis für die Familiengründung bilden.

(Quelle: nach Christina Kretschmer, Bastian Obermayer und Barbara Streidl, in: www.fluter.de, »Sex vor der Ehe«, 12/2004) chende Bedeutung der Sexualität hinsichtlich des kulturellen Zusammenlebens. Und so kommt es, dass sexuelle Normen einen besonderen Stellenwert innerhalb religiöser Systeme einnehmen. Sie bestimmen mit, wer es wann mit wem »tun« darf und was erlaubt oder eben verboten ist.

Liebes-Biografie

Was gibt es Aufregenderes, als eine neue Liebe? Es ist wie Magie, ein Zustand des absoluten Glücks. Noch die rosarote Brille auf der Nase, nehmen wir uns schon vor, dieses Mal alles richtig zu machen. Klüger zu sein, alte Fehler zu vermeiden. Aber eigentlich ist jede neue Liebe »nur« eine weitere Spielform der ersten. Diese prägt alle nachfolgenden Beziehungen mit. Sie ist ein Teil dessen, was der Wissenschaftler John Money unsere »love map«, also eine Art Liebesbauplan, nennt. Aber nicht nur die erste Liebe mischt hier mit. Auch Kindheitserfahrungen spielen eine wichtige Rolle für die erotische Programmierung einer Person. Money ist davon überzeugt, dass in unserem Gehirn eine Reihe von Botschaften kodiert sind, die bestimmen, was wir mögen und was nicht: Augenfarbe, Stimme, Geruch, Statur. Und sogar, welche Persönlichkeitstypen uns liegen – eher der warmherzige, freundliche oder der starke, ruhige Typ. Kurz gesagt: Wir verlieben uns am ehesten in jene Menschen, die am besten zu unserer »love map« passen.

Warum wir lieben, wen wir lieben

Ein großes Kapitel in diesem Bauplan schreiben unsere Mütter. Wenn wir klein sind, ist unsere Mutter das Zentrum unserer Welt und umgekehrt. Und sie hinterlässt einen unauslöschlichen Eindruck bei uns – ihr Gesicht, ihre Persönlichkeit und sogar ihr Sinn für Humor. War sie immer großzügig und warmherzig, fühlen wir uns später zu genau solchen Menschen hingezogen. Bei Jungs steuert die Mutter zudem noch bei, was diese an Frauen später einmal attraktiv finden und was sie über das andere Geschlecht insgesamt denken. War »Mama« eine freundliche, warmherzige Person, ist es sehr wahrscheinlich, dass Junior ebenfalls zu einem warmherzigen und verantwortungsbewussten Mann heranwächst. War sie hingegen emotional eher instabil – eben noch nett und freundlich, in der nächsten Sekunde aufbrausend und zurückweisend –, wird aus dem kleinen Mann später wahrscheinlich ein großer, der gerne unverbindlich bleibt. Liebe verängstigt und verunsichert ihn.

Unsere Väter zeichnen ebenfalls einige Skizzen auf die Bögen unseres Liebesbauplans. Genauso wie Mütter ihre Söhne beeinflussen, bestimmen Väter mit, wie Töchter insgesamt zu Männern stehen. Immerhin ist Papa der erste Mann im Leben einer Frau. Bei ihm erleben wir, ob wir als Frau wahrgenommen werden. Zeigt ein Vater seiner Tochter, dass sie ein liebenswertes Wesen ist, wird sie sich selbst in Bezug auf Männer gut fühlen. Ist er hingegen kühl, sehr kritisch oder überhaupt wenig präsent, wird die Tochter mitunter dazu neigen, sich als nicht sehr liebenswert oder attraktiv zu fühlen.

Nicht nur die Beziehung der Eltern dient uns als Rollenmodell, auch aus unserer Umwelt nehmen wir einiges mit. Freundschaften, die uns stärken oder enttäuschen und die Gesellschaft, in der wir leben, prägen unsere Sehnsüchte und Muster. Und dann stolpert die erste große Liebe durch die Tür. Meist in einem Alter, in dem unsere Gefühlswelt ohnedies in Aufruhr ist. Weil die erste Liebe ohne Abwehr und Misstrauen geschieht, so Experten, prägt sie das zukünftige Beziehungsleben mit.

Da unser Aufwachsen viel damit zu tun hat, wie wir uns später selbst in der Beziehung »Frau-Mann« sehen und fühlen, wird dadurch natürlich auch unsere Sexualität beeinflusst. Nicht nur die Art und Weise, wie Eltern unmittelbar mit dem Thema Sex (s. S. 44) umgehen, sondern eben auch »nicht-sexuelle« Erfahrungen hinterlassen Spuren in unserer Liebes-Biographie und entscheiden darüber mit, ob wir eine gute Basis für ein erfülltes Sex-Leben haben oder eher nicht.

DER ÜBERHAUPT NICHT LIEBE ONKEL ...

Die schlimmste Art von Erfahrung, die ein Mädchen machen kann, ist sicherlich der sexuelle Missbrauch. Zahlreiche wissenschaftliche Untersuchungen zeigen, dass sich die Täter überwiegend aus dem Kreise der Verwandtschaft, Nachbarschaft oder der elterlichen Bekannten rekrutieren. Fatal: Je näher das Kind dem Täter steht, umso schwerwiegender können die psychologischen Folgen sein. Es wird gezwungen, das Geschehene oder weiterhin Geschehende für sich zu behalten, nicht zuletzt auch deshalb, weil es sich in einer existenziellen Abhängigkeit von dem oder den Erwachsenen befindet. Aber gerade diese erzwungene Geheimhaltung bürdet dem Kind Gefühle der Scham und Schuld auf, von denen es sich alleine nicht befreien kann. Die Hilflosigkeit gegenüber dem Täter zwingt es in eine Opferrolle. Langfristig kann das massive Auswirkungen auf das Selbstbild haben. Mädchen, die sexuelle Gewalt erfahren haben, begeben sich als erwachsene Frauen oftmals »freiwillig« in Situationen und Beziehungen, in denen dieses Muster fortgesetzt wird. Sie bleiben bei einem Partner, obwohl er ihnen nicht gut tut, sie vielleicht sogar schlägt oder zum Beischlaf zwingt. Aufgrund ihrer traumatischen Erfahrungen im Kindes- oder Jugendalter bekommen sie oftmals kein klares Gefühl dafür, was Liebe und eine selbstbestimmte, befriedigende Sexualität sind und welche Rechte sie eigentlich haben.

Aus all unseren persönlichen Erfahrungen – wie wir als Kinder aufwachsen, unseren Körper wahrnehmen, uns das erste Mal verlieben, flirten, der erste Kuss, das »erste Mal«... – entwickeln wir unser eigenes erotisches Verhaltensmuster. Wir lernen zu masturbieren, mit einem anderen Menschen zu schlafen, uns in unserer Sexualität glücklich oder schuldig zu fühlen. Wir entwickeln Vorlieben für blonde oder dunkelhaarige, große oder kleine, muskulöse oder hagere Lover. Manche von uns lieben es, immer wieder Neues beim Sex auszuprobieren, andere bleiben lieber bei der Missionarsstellung. Die einen brauchen Ruhe und Zurückgezogenheit, die anderen finden es erregend, sich beobachtet zu fühlen. Solche und andere persönliche erotische Interessen und Vorlieben werden durch lebenslange Lernprozesse erworben. Sexualität ist kein starres Gebilde, sie ist ein sehr individueller, sich wandelnder Lebensbereich, ein Spielplatz ungeahnter Möglichkeiten. Und dem kann man sich auf vielen Wegen nähern.

Special: Wechseljahre – Eine neue Ära

Leidenschaftliche Liebesnächte in den ersten Jahren der Beziehung. Dann durchwachte Nächte mit viel Kindergeschrei. Schließlich die Zeiten mit zu wenig Schlaf nach viel zu viel Arbeit. Plötzlich sind die Kinder aus dem Haus, die Karriere ist im Kasten. Und jetzt? Viele Menschen, einerlei ob weiblich oder männlich, die um die 50 nach vorne blicken, sehen Falten und graue Haare, Zipperlein und dritte Zähne, nachlassende sexuelle Kraft und erlahmende Leidenschaft vor ihrem geistigen Horizont. Wirklich keine schöne Vorstellung und auch überhaupt nicht notwendig. Auch wenn es in den Wechseljahren mit den Hormonwerten zweifelsohne langsam bergab geht, trifft dies noch lange nicht automatisch auf die Lust zu. Im Gegenteil: »Wer über 50 ist, hat seine beste sexuelle Zeit eher noch vor als hinter sich. Guter Sex braucht Reife«, so hat es David Schnarch, Sexualtherapeut einmal formuliert. Der Mann muss es wissen, aus jahrzehntelanger Praxiserfahrung und wohl sicher auch aus seiner eigenen. Also Schluss mit den vermeintlich trüben Aussichten für das sexuelle Alter. Torschlusspanik, die Sie möglicherweise ab und an ereilt, vergessen Sie bitte ein für alle Mal …

Klar – die Fakten

Mit den Wechseljahren sucht unser Körper ein neues hormonelles Gleichgewicht. Damit verändert sich so einiges. Allerdings nicht nur bei Frauen, sondern auch bei Männern (s. S. 85). Kleiner Trost … Fakt ist, dass die Bildung der körpereigenen Luststoffe nach und nach gedrosselt wird. Nach der endgültig letzten Periodenblutung fallen die Östrogenmengen um 80 Prozent ihrer ehemaligen Werte ab. Die Produktion von Testosteron sinkt um mehr als die Hälfte, ebenso die Werte von DHEA.

Das bleibt nicht ohne Folgen. Mit dem Weniger an Östrogen werden die Schleimhäute im Genitalbereich dünner, trockener und anfälliger für Verletzungen. Auch die Durchfeuchtung der Scheide bei sexueller Erregung fällt geringer aus. Auf das Konto der hormonellen Veränderungen gehen ebenfalls Schweißausbrüche, Schlafstörungen und anderes Ungemach, das Frauen in den Wechseljahren plagen und auch der Leidenschaft mitunter im Weg stehen kann. Sich aber auch meist einfach wieder wegräumen lässt. Unter anderem durch östrogenhaltige Cremes, Zäpfchen oder Gele, die in die Scheide eingeführt werden. Hier entfalten sie sofort ihre Wirkung und ebnen den Weg zu genussvollem Sex. Zusätzlich können Feuchtigkeit spendende Cremes und Gleitmittel, so genannte Lubricants, den Geschlechtsverkehr erleichtern.

Hormone in den Wechseljahren?

Die Hormonersatztherapie wird prinzipiell nur noch bei Wechseljahrsbeschwerden empfohlen, die sich negativ auf die Lebensqualität auswirken. Sie kann beispielsweise zur Behandlung von Hitzewallungen und Schlafstörungen eingesetzt werden, darf jedoch nur nach ausführlicher ärztlicher Beratung und Abwägen von Nutzen und Risiken erfolgen. Außerdem sollte die Hormonersatztherapie in der niedrigsten wirksamen Dosierung und für die kürzestmögliche Dauer durchgeführt werden. Wenn Sie sich aufgrund starker Wechseljahrsbeschwerden dafür entscheiden, lassen Sie sich bitte auch über die verschiedenen Arten und Anwendungsmöglichkeiten der Hormone informieren.

PRÄ, PERI, POST ODER WAS?

Als *Prämenopause* wird jene Zeit bezeichnet, in der die Produktion von Progesteron langsam abnimmt – bis zur Menopause. Die Produktion von FSH (Follikelstimulierendes Hormon) nimmt dagegen zu. Während der Prämenopause treten immer noch Blutungen auf, jedoch in größeren Abständen, weil nur noch selten ein Eisprung stattfindet. Sie liegt meistens zwischen dem 45. und 50. Lebensjahr.

Die *Menopause* ist definiert als die letzte Monatsblutung, sofern mindestens ein Jahr lang keine weitere mehr stattfindet. Der Zeitpunkt der Menopause lässt sich deshalb nur im Nachhinein festlegen und setzt mit etwa 52 Jahren ein.

Die so genannte *Perimenopause* ist die Phase von ein bis zwei Jahren vor und nach der Menopause.

Die *Postmenopause* schließlich beginnt nach der Perimenopause – also etwa ein bis zwei Jahre nach der letzten Periode, bis der Körper die Östrogenproduktion weitgehend einstellt. Sie reicht damit etwa bis zum 65. Lebensjahr.

»Mit 66 Jahren, da fängt das Leben an …

… mit 66 Jahren, da hat man Spaß daran.« Sie wissen ja, von wem das stammt. Und seine Erfahrung ist kein Einzelfall. Sondern eine, die viele Menschen gemacht haben und noch viele machen dürfen. Zum einen schwindet mit dem Nachlassen der Eierstockfunktion keineswegs auch die sexuelle Erregbarkeit. Ebenso wie Männer können auch Frauen bis ins hohe Alter Erotik genießen. Die Orgasmusfähigkeit ist von den Wechseljahren ebenfalls nicht betroffen, selbst wenn die Reaktionszeit etwas zunimmt.

Zum anderen hängen erotische Berührungen und körperliche Zärtlichkeiten nicht nur allein vom Hormonstatus ab. Die Einstellung zur Sexualität ist ebenso wichtig. Und da muss mit vielen Vorurteilen aufgeräumt werden. Beispielsweise mit der »so immens wichtigen Optik«. Die äußere Erscheinung spielt selbstverständlich eine Rolle, aber nicht die entscheidende. So gaben Männer in zahlreichen sexualpsychologischen Studien an – wohlgemerkt: über alle Altersgrenzen hinweg –, dass sie sich selbstbewusste Frauen mit einer positiven Einstellung zu ihrer Sexualität wünschen. Das war ihnen wichtiger als Model-Figur, volle Lippen, wallende Mähne und die vielen anderen vermeintlich maßgeblichen Äußerlichkeiten. Kurzum: Frauen, die sich selbst mögen und ihren Körper annehmen, wirken schön. Nicht umgekehrt. Und genau diese Damen haben bei Männern Erfolg, ganz gleich wie alt sie sind. Das ist nur eines von vielen Indizien dafür, dass Leidenschaft keine Frage der gelebten Jahre ist.

Andere Bedürfnislage

Im sechsten Lebensjahrzehnt, der Zeit der Wechseljahre, ändern sich Bedürfnisse und Erwartungen an den Partner. Unter anderem verliert die Häufigkeit und Qualität des sexuellen Verkehrs mit zunehmendem Alter an Wichtigkeit. Im Gegenzug dazu steigt die Bedeutung der Zärtlichkeit: Händchenhalten, Küssen und Umarmungen schätzen Frauen wie Männer nun noch mehr als früher.

DAS GANZE SPEKTRUM

In einer bundesweiten Umfrage wurden 521 Frauen im Alter zwischen 50 und 70 Jahren zu ihrer Sexualität befragt. Die Untersuchung erfasste nicht nur das aktuelle erotische Leben von Frauen im höheren Alter, sondern fragte auch nach den Veränderungen in der eigenen Sexualität. Das Ergebnis widerlegte die weit verbreitete Ansicht, dass das Verlangen mit Beginn der hormonellen Umstellung deutlich abnimmt. Das Spektrum der erotischen Bedürfnisse reicht vielmehr vom täglichen Wunsch nach sexuellem Kontakt bis hin zur völligen Ablehnung – genauso wie bei jüngeren Frauen auch.

Die Herausforderung liegt für ältere Paare meist darin, bislang unerfüllte Wünsche nun als Chance anzusehen, in der jeder Partner sein individuelles Profil entwickeln kann – damit lässt sich Sexualität vollkommen neu entdecken.

»Männer wollen ins Nest, Frauen spannen die Flügel«

So hat der bereits erwähnte Sexualmediziner David Schnarch den Umstand beschrieben, dass der älter werdende Mann oft zärtlicher und hingabefähiger ist, während die reifere Frau stürmischer und fordernder wird. Männer haben in ihren prinzipiell »besten Jahren« leider häufig mit der Abnahme der körperlichen – auch sexuellen – Leistungsfähigkeit zu kämpfen. Als Reaktion suchen sie oft mehr Häuslichkeit, wollen sich emotional aufgefangen fühlen.

Frauen dagegen entdecken eine neue Unabhängigkeit und werden unternehmungslustiger. Dieses Ungleichgewicht muss jedoch keine Gefahr für die Partnerschaft bedeuten. Wer offen über die unterschiedlichen Bedürfnisse spricht, kann das Liebesleben sogar um einiges bereichern und spannender machen.

Endlich frei …

Die ausbleibende Regelblutung signalisiert das Ende der Fruchtbarkeit. Doch das hat auch sein Gutes: Wer sich um Verhütung keine Gedanken mehr machen muss, der kann Sexualität auch befreiter genießen. Zudem hat sich gerade in langjährigen Partnerschaften zum Zeitpunkt der Wechseljahre ein großes Maß an Vertrautheit eingestellt. Eine prima Gelegenheit, alte Gewohnheiten abzustreifen und sich erotisch neu zu finden. Zumal jetzt endlich mehr Zeit für intimes Zusammensein zur Verfügung steht. Die Kinder sind aus dem Haus, auf sie muss also keine Rücksicht mehr genommen werden. Viele Frauen und natürlich auch ihre Partner genießen die wieder gewonnene Spontaneität in der Sexualität in vollen Zügen – oft sogar noch mehr als in jüngeren Jahren. Sie berichten, dass sie gerade im Klimakterium selbstbewusster werden. Voller Lust genießen sie ihre Weiblichkeit. Die gereifte Persönlichkeit ruht in sich selbst und muss niemandem mehr etwas beweisen. Das sind doch wahrlich gute Aussichten. Besonders wenn man noch bedenkt, was die Erfahrung der Sexualtherapie zeigt: Eine Frau, die sexuell immer aktiv war und häufig die Initiative ergriffen hat, bleibt dies auch im Alter. Also, dranbleiben, Tag für Tag. Der tägliche Austausch kleiner Aufmerksamkeiten und Zärtlichkeiten und das aufrichtige Interesse am anderen, seinen Wünschen und Problemen, halten die Erotik lebendig. Von wegen Langeweile … Beständigkeit ist wesentlich wichtiger, als das einmalig inszenierte Dinner bei Kerzenschein. Warten Sie nicht, bis Ihr Partner den ersten Schritt tut, sondern beginnen Sie heute. Es ist die beste »Investition« für Ihr Alter.

SPECIAL

AMOR UND PSYCHE

Vermutlich ist die Geschichte des Liebesgottes Amor und der schönen Psyche eine der bezauberndsten Love-Storys aller Zeiten. Bedauerlicherweise nimmt die Liaison zwischen den beiden aber nicht immer ein so glückliches Ende wie in der antiken Mythologie. Nämlich dann, wenn es um das sensible Gleichgewicht zwischen Seele und Sexualität geht. Stress, Angst und psychische Erkrankungen wie beispielsweise Depressionen können dazu führen, dass Frau im wahrsten Sinne des Wortes die Lust verliert. Libido und Orgasmusfähigkeit sind zarte Pflänzchen, die schnell leiden, wenn die Seele auf Talfahrt geht oder Angst sie schachmatt setzt. Geht die Lust auf Tauchstation, kann das aber auch ein erstes Zeichen für eine Depression oder eine Angststörung sein. Und just jene Arzneimittel, die helfen sollen, das seelische Gleichgewicht wiederherzustellen, können sich als wahre Spaßbremsen entpuppen.

Psychopharmaka und andere Medikamente können als unerwünschte Nebenwirkung sexuelle Störungen zur Folge haben.

Schlecht drauf – auch im Bett

Wir leben in hektischen Zeiten. Und mit neuen Rollenbildern. Die Frau von heute soll selbstbewusst im Berufsleben stehen, erfolgreich ihre Familie managen, viel Zeit für Freunde haben und so ganz nebenbei noch umwerfend aussehen. Tägliches Sport- und Schönheitsprogramm natürlich inbegriffen. Kein Wunder, dass

»wonder-woman« am Abend ausgelaugt und erschöpft ist. Wenn dann zu später Stunde endlich alle Pflichten und vielleicht auch noch die Kür erledigt sind, denkt Frau manchmal einfach nur noch an das Eine: Schlafen. Mit viel Glück trifft sie Mann dann noch beim Zähneputzen. Oder tauscht mit ihm logistische Notwendigkeiten aus wie: »Übrigens, Bier ist alle. Kannst du morgen welches besorgen?« Und die erotische Temperatur fällt langsam unter null.

Diese Mehrfachbelastung geht mit der Zeit an die Substanz, seelischer und körperlicher Stress sind der Preis, den viele Frauen dafür bezahlen. Man weiß heute, dass die Daueranspannung auf neurologischer Ebene viel Schaden anrichten kann. Bis hin zur Depression. Doch allein schlechte Stimmung reicht oft schon aus, um das Verlangen nach Sex erst gar nicht so richtig aufkommen zu lassen. Muss Frau ständig an den Ärger mit der zickigen Kollegin oder an den Engpass in der Familienkasse denken, bleibt im Gehirn wenig Platz für lustvolle Phantasien. Ruhe und Gelassenheit, wichtige Voraussetzungen, um loszulassen und sich genussvoll dem Liebesspiel hingeben zu können, stellen sich da bestimmt nicht ein. Überhaupt, so wollen diverse Wissenschaftler herausgefunden haben, lassen sich Frauen leichter vom Genuss im Bett ablenken als Männer. Die Herren der Schöpfung, ist ihr bestes Stück erst einmal zur Hochform aufgelaufen, kann selbst der Gedanke an die längst fällige Steuererklärung kaum mehr vom Orgasmus abhalten. Frauen sind hier insgesamt sensibler und anfälliger. Für sie ist es ein hartes Stück Arbeit, störende oder traurige Gedanken auszusperren und sich entspannt der Lust hinzugeben.

Vermutlich kommt auch Ihnen das irgendwie bekannt vor. Kein Grund zur Panik, das ist völlig normal. Man kann und muss auch nicht immer Lust haben. Auch, wenn viele Frauenzeitschriften oftmals das Gegenteil behaupten. Ganz anders sieht die Sache allerdings aus, wenn handfeste Depressionen oder Angststörungen die Libido lahmlegen. Denn hier können schwindende Lust oder die Unmöglichkeit, zum Orgasmus zu kommen, ursächlich mit der Erkrankung zusammenhängen.

Schatten auf der Seele

»Ich bin irgendwie deprimiert« – so oder ähnlich klingt es, wenn man sich mal abgeschlagen fühlt, Ärger mit dem Partner hat oder von dunklen Gedanken umwölkt ist. Doch eine zeitweilige Verstimmung hat mit einer echten Depression wenig zu tun. »Herunterdrücken, unterdrücken« liest sich die Übersetzung des lateinischen Wortes »deprimere«, von dem sich der Begriff ableitet. Depression ist die Beschreibung für eine länger anhaltende seelisch-körperlich gedrückte Stimmungslage, manchmal vermeintlich ohne erkennbaren Anlass.

Laut Weltgesundheitsorganisation (WHO) ist die Depression schon heute eine der wichtigsten Volkskrankheiten und es steht zu befürchten, dass sie diesen zweifelhaften Ruhm in den nächsten Jahren noch deutlich ausbauen wird. Allein in Deutschland erwischt es jährlich 7,8 Millionen Menschen mit mehr oder weniger starken Symptomen, so die Auskunft des Max-Planck-Institutes für Psychiatrie.

Vor allem Frauen kämpfen mit der Traurigkeit der Seele, zeigt die Statistik. Jede vierte Frau, aber nur jeder achte Mann erleidet im Laufe des Lebens eine depressive Erkrankung. Warum das so ist, ist bisher noch unklar.

Östrogen mischt mit

Das weibliche Geschlechtshormon Östrogen spielt vermutlich eine wichtige Rolle in der Entstehung von Depressionen. Es wirkt unter anderem auf die Konzentration der Neurotransmitter (Nervenbotenstoffe) Serotonin und Noradrenalin ein. Kommt deren fein abgestimmtes Zusammenspiel im Gehirn aus dem Gleichgewicht, ist das ein maßgeblicher Faktor für die Entstehung von Depressionen. Denn wie schon der Name sagt, sind Nervenbotenstoffe grundlegend wichtig für die Informationsübermittlung zwischen den Nervenzellen. Sie werden vom Ende einer dieser Zellen ausgeschüttet und sollen bei der nächsten andocken. Ist dieser Prozess gestört, funktioniert der Informationsfluss zwischen ihnen nicht mehr optimal. Die Konsequenz: Die Seele leidet. Antidepressiva, Medikamente zur Behandlung der Depression, greifen genau hier ein. Mit ihrer Hilfe kann das aus den Fugen geratene Gleichgewicht wieder in Balance gebracht werden.

Menschen mit depressiven Störungen haben keine Energie mehr, irgendwie ist ihnen der Spaß am Leben abhanden gekommen. Und wer an nichts mehr Freude hat, der hat auch bald auf nichts mehr Lust. Nicht einmal auf die schönste Nebensache der Welt. Tatsächlich ist Libidoverlust eines der charakteristischen Anzeichen für eine Depression. Schon alleine die Liste der typischen Symptome liest sich wie das »Who's Who« der perfekten Lustkiller. Da wären vor allem zu nennen: tiefe Verzweiflung, Minderwertigkeitsgefühle, mangelndes Selbstvertrauen, innere Leere und Versagensängste. Wem steht in einem solchen Gemütszustand der Sinn nach einem ausgelassenem Liebesspiel? Schließlich spielt sich Sexualität in dem diffizilen Zwischenbereich von Körper und Seele ab. Wird der Kopf von niederdrückenden Gedanken lahmgelegt, tut sich auch die Libido schwer, in Gang zu kommen. Laut einer US-Studie trifft dieses Phänomen Frauen häufiger als Männer. In der Untersuchung befragten Wissenschaftler beide Geschlechter mit zu diesem Zeitpunkt noch unbehandelten Depressionen und stellten fest: 49 Prozent der Frauen, aber nur 26 Prozent der Männer waren im Monat vor der Befragung sexuell völlig inaktiv. Auch mit Quoten zu den einzelnen sexuellen Störungen können die Wissenschaftler aufwarten: Spitzenreiter ist die mangelnde Lust (50 Prozent), gefolgt von verminderter Erregung (50 Prozent), der Schwierigkeit, ausrei-

MERKMALE EINER DEPRESSION

Psychische Symptome

- Selbstzweifel und Minderwertigkeitsgefühle
- Schuldgefühle und Gefühle von Wertlosigkeit
- Versagens- und Zukunftsängste
- Appetitstörungen
- Verminderte Konzentration und Aufmerksamkeit
- Interesse- und Freudlosigkeit
- Antriebs- und Kontaktarmut
- Reizbarkeit
- Morgentief
- Suizidgedanken

Körperliche Symptome

- Schlafstörungen oder morgendliches Aufwachen, zwei oder mehr Stunden vor der eigentlichen Zeit
- Libidoverlust
- Herzbeschwerden
- Rücken- und Kopfschmerzen
- Verdauungs- und Kreislaufstörungen
- Gewichtsverlust

chend feucht zu werden (40 Prozent) oder überhaupt einen Orgasmus zu erreichen (15 Prozent). Die Studie macht keine Aussagen über Mehrfachnennungen. Diese sind jedoch wahrscheinlich und anzunehmen. Die Schlussfolgerung der Forscher: Es sind eher die früheren Phasen der sexuellen Aktivität, also Lust und Erregbarkeit, die den Frauen mit Depressionen Schwierigkeiten machen.

Wer unter Depressionen leidet, gehört unbedingt in die Hände von Fachleuten. Gerät die Seele aus dem Tritt, ist schnelle Hilfe wichtig. Je früher diese Krankheit erkannt wird, umso besser stehen die Chancen, bald wieder ein normales Leben führen zu können. Etwa 80 bis 90 Prozent aller Depressionen können bei rechtzeitiger und zielgerichteter Therapie gut behandelt werden. Bewährt hat sich dabei die Kombination aus Psychotherapie und Antidepressiva. Unerkannt und unbehandelt kann eine Depression hingegen über Monate andauern und unter Umständen sogar chronisch werden.

Lustlosigkeit auf Rezept

Zückt der Arzt den Rezeptblock und verschreibt ein Antidepressivum, beschleicht einen leichtes Unbehagen. Was hat man noch kürzlich darüber gehört? Die machen süchtig, verändern die Persönlichkeit? Diese Angst ist weitgehend unbegründet.

Antidepressiva sind neben der Psychotherapie eine der besten Waffen im Kampf gegen die Depression. Sie sorgen dafür, dass der aus dem Gleichgewicht geratene Stoffwechsel der Neurotransmitter wieder in die richtige Balance kommt (s. S. 104). Die Stimmungsaufheller helfen, wieder den Weg zurück in ein normales Leben zu finden.

Aber bekanntlich gibt es keine Rose ohne Dornen. Und kein Medikament ohne potenzielle Nebenwirkungen. So auch bei den

Antidepressiva. Zwar ist bei den modernen Präparaten die Palette der Nebenwirkungen insgesamt deutlich kleiner geworden. Allerdings rückt eine unerwünschte und für die Betroffenen oftmals sehr belastende Begleiterscheinung immer stärker ins Rampenlicht: die schwindende Lust.

Wurde dieses Tabuthema früher einfach totgeschwiegen, bemühen sich Wissenschaftler auf der ganzen Welt nun verstärkt, der unfreiwilligen Lustlosigkeit zu Leibe zu rücken. Wie ernst das Problem mittlerweile genommen wird, zeigt die Tatsache, dass die Amerikanische Psychiatriegesellschaft (APA) bereits diagnostische Kriterien für die »substanzinduzierte sexuelle Störung« festgelegt hat.

Nicht alle Frauen empfinden die durch Antidepressiva hervorgerufenen sexuellen Störungen als übermäßig belastend. Die Mehrheit allerdings will auf eine erfüllte Sexualität nicht verzichten. Und denkt zudem auch an den Partner: Klappt es im Bett nicht mehr so richtig, kann das auf lange Sicht die Beziehung strapazieren. Nach dem Motto »selbst ist die Frau« nimmt sie das Problem dann oftmals in die eigene Hand und setzt das Medikament einfach ab – ohne Rücksprache mit ihrem Arzt. Die denkbar schlechteste aller Lösungen. Denn es gibt Mittel und Wege, die Sache in den Griff zu bekommen, ohne dabei die wichtige medikamentöse Therapie abzubrechen. Der erste Schritt ist immer das Gespräch mit dem Arzt. Aber genau hier liegt der Hase im Pfeffer: Viele Patientinnen vermeiden es, von sich aus das Thema anzuschneiden. Scham und die Angst vor einer möglichen psychologischen »Deutung« ihrer sexuellen Schwierigkeiten à la Freud halten viele Frauen davon ab, sich ihrem Arzt anzuvertrauen. Umgekehrt haben aber auch Ärzte manchmal ihre liebe Not, das Thema auf den Tisch zu bringen. Falsch verstandene Rücksichtnahme und das Bedürfnis, sich und der Patientin eine vermeintlich peinliche Situation zu ersparen, lassen manchen Weißkittel dann lieber schweigen.

MIT FRAGEBÖGEN GEGEN FALSCHE SCHAM

Schwierigkeiten in der Arzt-Patienten-Kommunikation können zu erheblichen Diskrepanzen führen, wenn es um die Erfassung von sexuellen Störungen durch die Behandlung mit Antidepressiva geht. Das hat eine Studie an über 1000 Patienten gezeigt. Bei der vergleichenden Untersuchung gaben fast 60 Prozent aller Patienten an, unter sexueller Beeinträchtigung zu leiden. Nur 20 Prozent der Betroffenen hatten spontan von ihren Problemen berichtet. Der Einsatz von geeigneten Fragebögen, so die Meinung einiger Experten, kann eine wichtige Hilfe darstellen, um Beschwerden in diesem sensiblen Bereich zu erfassen.

»No Sex« muss nicht sein

Früher wurden Psychopharmaka wie Prozac gerne auch als »happy pills« bezeichnet. Wirft man jedoch einen Blick auf die bereits erwähnten Nebenwirkungen in Sachen Sexualität kommt wenig Fröhlichkeit auf: Libidominderung, Störungen der Erregungs- und Orgasmusfähigkeit geben einfach wenig Anlass zur Freude. Natürlich ist nicht immer nur das Antidepressivum an der Lustlosigkeit schuld. Manchmal ist es einfach die Depression selbst, die zum Lustknick führt.

Konsultiert man die Fachliteratur zu diesem Thema, sind die Angaben bezüglich der Häufigkeit von sexuellen Störungen und auch zur Gewichtung – also wie stark und in welcher Art verschiedene Gruppen von Antidepressiva das Sexleben beeinflussen – unterschiedlich. So scheint es, dass klassische, trizyklische Antidepressiva sowohl der Lust zusetzen als auch die Erregungs- und Orgasmusfähigkeit negativ beeinflussen können. Unter den modernen Antidepressiva werden die Spaßbremsen am ehesten unter den so genannten Selektiven Serotonin-Wiederaufnahmehemmern (SSRI) vermutet. Neben Libidominderung kann es unter der Behandlung mit diesen Wirkstoffen zu Orgasmusstörung und -verzögerung kommen. Wenig prickelnde Aussichten. Aber keine Sorge, nicht jeder, der ein Antidepressivum einnimmt, muss um sein Liebesleben fürchten. Denn diese Art der Nebenwirkung *kann*, muss aber nicht auftreten. Und wenn doch, gibt es Mittel und Wege, die Lust wieder zurück ins Schlafzimmer zu holen. Hier ein kleiner Überblick und eine Anmerkung: Die nachfolgend aufgeführten Maßnahmen dürfen unter keinen Umständen ohne Rücksprache mit dem behandelnden Arzt durchgeführt werden!

EMPFINDLICHES ZUSAMMENSPIEL

So schön, einfach und spielerisch Sex sein kann, so komplex sind die Prozesse, die bei der schönsten Nebensache der Welt in unserem Körper ablaufen. Verschiedene Nervenbotenstoffe, Hormone und auch das Nervensystem müssen harmonisch zusammenspielen, soll es ein Abend voller Erotik und Lust werden. Und genau dieses sensible System kann durch Antidepressiva empfindlich gestört werden – je nach Wirkstoff auf einer anderen Ebene.

Dosisreduktion

Da die Nebenwirkungen eines Antidepressivums oftmals abhängig von der Dosierung auftreten, kann eine Option zur Beseitigung der besagten Nebenwirkungen die vorsichtige Reduktion der Dosis sein. Grundvoraussetzung dafür ist allerdings, dass bereits eine stabile antidepressive Wirksamkeit eingetreten ist.

Abwarten

Geduld kann sich lohnen. Manchmal lösen sich die Probleme mit der Lust von alleine. In einer Untersuchung konnte gezeigt werden, dass bei fast 10 Prozent der Patienten die Probleme mit dem Sex innerhalb von sechs Monaten wieder verschwanden. Ohne, dass die Dosis des Antidepressivums verändert wurde.

Medikamentenpause

In manchen Fällen haben sich so genannte »drug-holidays« als hilfreich erwiesen. Patienten, die mit SSRI behandelt wurden und unter kontrollierten Bedingungen das Medikament für ein Wochenende (48 Stunden) abgesetzt hatten, berichteten über eine Verbesserung der Libido und der Orgasmusfähigkeit in dieser Zeit. Diese Lösung verlangt von der Patientin ein hohes Maß an Eigenverantwortung und Disziplin.

Wechsel des Antidepressivums

In mehreren Studien konnte gezeigt werden, dass der Wechsel von SSRI auf einen anderen Wirkstoff, zum Beispiel Moclobemid oder Mirtazapin, zu einer Linderung oder zum Rückgang der sexuellen Störungen geführt hatte.

Johanniskraut

Vor allem bei milden bis mittelschweren Depressionen wurden gute Erfahrungen mit einer Umstellung von chemischen Antidepressiva auf Phytotherapie (Johanniskraut) gemacht. Achtung: Johanniskraut kann die Wirksamkeit der Pille herabsetzen. Immer ein zusätzliches Verhütungsmittel verwenden! Außerdem erhöht Johanniskraut die Empfindlichkeit gegenüber UV-Strahlung. Deshalb empfiehlt es sich, immer ausreichenden Sonnenschutz aufzutragen.

Angst lähmt Eros

Angst per se ist erst einmal nichts Schlechtes. Im Gegenteil, sie ist völlig normal und sogar lebensnotwendig. Sie warnt uns bei Gefahr und gibt uns gleichzeitig den Impuls, sich mit ihr auseinanderzusetzen. Unsere körperliche Reaktion auf Angst macht ein schnelles Reagieren auf eine Bedrohung überhaupt erst möglich.

Dabei spielen die Nervenbotenstoffe Adrenalin und Noradrenalin, die auf einen bestimmten Teil des vegetativen Nervensystems erregend wirken, eine besondere Rolle. Normalerweise werden sie konstant in kleinen Mengen in das Blut abgegeben. In Angstsituationen wird die Energiebereitstellung in den Körperzellen kurzfristig beschleunigt. Was sich wiederum in einer schnelleren Herztätigkeit, Erhöhung des Blutdrucks und einer verstärkten Durchblutung der Muskulatur zeigt. Wenn also das Herz vor Angst wie verrückt klopft, ist das eine Folge einer hoch dosierten Adrenalin- und Noradrenalin-Ausschüttung.

In Alarmbereitschaft sind wir also wach und aufmerksam, bereit zur »Flucht«. Alles Unbekannte, Unvertraute, jedes »erste Mal« birgt neben dem Reiz des Neuen und der Lust am Abenteuer auch Angst. Sie meldet sich zu Wort, wenn wir uns in Situationen befinden, denen wir uns nicht oder noch nicht gewachsen fühlen. Wir werden ständig mit Angst konfrontiert und überwinden sie – mehr oder weniger bewusst.

Doch was passiert, wenn wir sie nicht überwinden können? Wenn Gefühle und Gedanken irrational und unkontrollierbar werden? Die Sorge um die Kinder einen schier um den Verstand bringt? Der Gedanke an die Geburtstagsrede eine regelrechte Panik auslöst? Die kleine Spinne sich zu einem bedrohlichen Monster auswächst? Scheinbar harmlose Situationen werden als übermäßig bedrohlich erlebt. Experten sprechen dann von einer Angststörung. Zwar wissen die Betroffenen, dass ihre Reaktion unbegründet und übertrieben ist, aber sie können einfach nicht dagegensteuern.

Ähnlich wie Depressionen haben Angststörungen das Potenzial, sich zu einer Volkskrankheit auszuwachsen. Zehn von 100 Menschen leiden unter derartig exzessiven Angstreaktionen, dass sie behandelt werden müssen. Frauen sind davon häufiger betroffen als Männer.

Angststörungen torpedieren die Lust

Dabei schleicht sich die Angst manchmal auf leisen Pfoten ins Leben. Es ist doch normal, dass man sich Sorgen macht um seine Kinder, oder? Wer kennt nicht die Furcht, dass der Liebste wieder zu schnell mit dem Auto fährt? Oder das endlose Kreisen der Gedanken, ob die schwache Wirtschaft auch den eigenen Job gefährden könnte? Selbstverständlich ist es normal, sich Sorgen zu machen. Aber wer sie sich über einen langen Zeitraum ständig und in übertriebenem Maße macht und diese Grübelei nicht eindämmen kann, leidet eventuell an einer generalisierten Angst-

RÄTSELRATEN BEI DEN URSACHEN VON ANGST

Keiner kann bisher eindeutig sagen, wie es zu einer Angststörung kommt. Sehr wahrscheinlich spielen mehrere Faktoren eine Rolle bei ihrer Entstehung. Belastende Lebensereignisse, lang anhaltender alltäglicher Druck sowie eine anlagebedingte Bereitschaft des Körpers, auf Angst stark zu reagieren, sind nach Meinung von Wissenschaftlern die wahrscheinlichsten Kandidaten.

störung. Ein Nebeneffekt kann sein: Das Interesse und der Spaß an Sex bleiben auf der Strecke. Oftmals ist Frau gar nicht bewusst, dass sie an einer solchen Störung leidet. Und noch viel weniger, dass diese ursächlich dafür verantwortlich sein kann, dass sie zur Zeit so »wenig Bock« auf Sex hat.

Warum ist das so? Machen wir zur Beantwortung dieser Frage einen kurzen Ausflug in die Welt des Liebens. Hinlänglich bekannt und ausführlich diskutiert: Frauen und Männer sind unterschiedlich. So auch in Sachen Sex. Während Mann gerne mal schnell zur Sache kommt, braucht Frau etwas Anlaufzeit. Vor allem, wenn eine Beziehung den ersten erotischen Rausch schon hinter sich hat. Damit sich bei ihr knisternde Erregung einstellt, braucht sie eher Zärtlichkeit an der Peripherie – vom Ohrenknabbern übers Halsküssen bis hin zum Streicheln von Brüsten, Schenkeln, Po & Co. Hand ins Höschen und los geht's – das klappt meist nur in der Phase des Verliebtseins, wenn Frau ohnedies nicht genug von ihrem neuen Lover kriegen kann. Oder beim verbotenen Seitensprung. Ein Mann hingegen mag es oft, wenn sein bestes Stück gleich von Anfang an im Mittelpunkt des Geschehens steht – egal, wie lange er seine Angebetete schon kennt. Um vor Lust zu erbeben, müssen Frauen sich entspannen, fallen lassen und die Kontrolle aufgeben können. Sich durch die zärtlichen Berührungen ihres Partners langsam in eine aufregende, erotische Welt entführen lassen.

Und genau hier passiert es: Leidet Eva an einer Angststörung, kann sie die Kontrolle nicht aufgeben! Angst verhindert, dass sie sich ganz fallen lässt, weil negative Gedanken wie ungebetene Besucher einfach die Tür zu ihrem Gehirn einrennen. Gedanken à la »Wie soll ich all meine Arbeit bloß schaffen?« und Ähnliches torpedieren die aufkeimende Lust. Sie kann einfach nicht aufhören zu grübeln – nicht einmal im Bett. Der Kopf ist ständig voll mit »to-do«- und »sich-sorgen-um«-Listen. Hinzu kommt, wie bereits erwähnt, dass Frauen sich ohnedies leichter vom Genuss im Bett ablenken lassen als Männer. Wenn dann noch eine Angststörung dazukommt, rückt lustvoller Sex in weite Ferne.

Soziale Phobie

Aber nicht nur eine generalisierte Angststörung macht der Lust den Garaus. Auch andere Formen der Angst wie beispielsweise Phobien können der Libido zusetzen. In diesem Zusammenhang rückt in den Fokus einiger Forschungsgruppen die soziale Phobie.

Was genau ist das? Prinzipiell werden Angststörungen in zwei Gruppen eingeteilt: Ungerichtete Ängste, zu denen auch beispielsweise die Panikstörung zählt, und gerichtete Ängste, die Phobien. Letztere, wie schon der Name sagt, beziehen sich immer auf bestimmte Situationen oder Objekte. Das können unangemessene Angstreaktionen vor Spinnen, Hunden oder Gewitter sein. Bei einer sozialen Phobie, die ebenfalls zu dieser Gruppe gehört, verhält es sich etwas anders. Betroffene haben extreme Angst vor Situationen, in denen sie von anderen Menschen bewertet oder beurteilt werden können. Sie fürchten sich panisch vor Kritik und Zurückweisung. Die Vorstellung, zu versagen, sich lächerlich zu machen oder gedemütigt zu werden, macht sie krank. Eine soziale Phobie hat mit Schüchternheit nichts mehr zu tun. Zwischenmenschliches wird immer schwieriger, Erwartungsangst und Vermeidungstendenz führen in Folge oft dazu, dass sich Betroffene immer stärker zurückziehen. Es ist leicht, sich vorzustellen, welche schwerwiegenden Auswirkungen dies auf die Lebensqualität hat. Vor allem, wenn es um eine der intimsten Erfahrungen zwischen zwei Menschen geht: Sex.

Das spiegelt sich auch in einigen kleineren Studien der letzten Jahre wider. Im Rahmen einer skandinavischen Untersuchung mit 32 meist weiblichen Patienten berichteten 25 Prozent der untersuchten Frauen über reduziertes sexuelles Verlangen und 22 Prozent klagten über Probleme beim Orgasmus. Eine israelische Studie aus dem Jahr 2002 konnte zeigen, dass Frauen, die an einer sozialen Phobie leiden, deutlich seltener an die schönste Nebensache der Welt denken, weniger Lust und auch signifikant weniger Sex haben. Sie werden nur schwer feucht und leiden häufiger an Schmerzen beim Verkehr als die gesunden Frauen der Kontrollgruppe. Bezeichnenderweise hatten diese Frauen in der Vergangenheit nur wenige oder gar keine Sexualpartner. Vermutlich ist dies eine Konsequenz der klassischen Vermeidungsstrategie – dem typischen Merkmal einer Phobie. Betroffene gehen Beziehungen einfach aus dem Weg, um sich nicht der am meisten gefürchteten Situation aussetzen zu müssen: dem Zwischenmenschlichen.

MIT VERHALTENSTHERAPIE GEGEN ANGSTSTÖRUNGEN

Niemand ist einer Angsterkrankung ausgeliefert. Zum einen gibt es Arzneimittel, die bei der Behandlung helfen können. Zum anderen werden mit einer so genannten Verhaltenstherapie oft sehr gute Erfolge erzielt. Nach Meinung von Experten kann mit ihr bei 80 Prozent aller sozialen Phobiker eine Heilung erreicht oder zumindest die Symptomatik stark gelindert werden.

Lustbremse Sucht

Der Begriff »Sucht« lässt sich weit in der Geschichte zurückverfolgen. Vermutlich ragen seine Wurzeln sogar bis in die indogermanische Zeit hinein und leitet sich von »siech« ab, was so viel bedeutet wie Krankheit. Und damit haben es die Altvorderen wirklich auf den Punkt gebracht.

DEFINITION SUCHT

Der Begriff bezeichnet zum einen das übermächtige und unwiderstehliche Verlangen, eine bestimmte Substanz immer wieder einzunehmen, um sich mental besser zu fühlen (psychische Abhängigkeit), und zum anderen eine körperliche Symptomatik, die durch Dosissteigerung und dem Auftreten von Entzugserscheinungen gekennzeichnet ist (körperliche Abhängigkeit).

Egal ob Alkohol, Drogen oder Medikamente – abhängiges Verhalten ist durch einen fatalen Teufelskreislauf gekennzeichnet: Durch den Konsum eines Suchtmittels wird eine unbefriedigende oder als unerträglich erlebte Situation scheinbar verbessert. Lässt die Wirkung der Substanz nach, kommt es im wahrsten Sinne des Wortes zu einer »Ernüchterung«. Betroffene müssen dann feststellen, dass sich an ihrer Situation nicht wirklich etwas verändert hat. Ganz im Gegenteil: Oftmals erscheint sie danach sogar noch schlimmer als zuvor. Die Konsequenz: Jetzt wird erst recht ein Mittel gebraucht, um der Situation zu entfliehen. Der Teufelskreislauf hat begonnen.

Alkohol törnt ab

Wenn es um Sucht geht, ist Alkohol die Droge Nummer eins in Deutschland. Ganz legal und von der Gesellschaft akzeptiert. Schließlich trinkt jeder gerne mal ein gutes Gläschen Rotwein zum Abendessen oder einen Prosecco auf das Geburtstagskind.

Kein Problem, aber der Grat zwischen Genuss und Sucht ist oft schmal. Nach offiziellen Angaben sind in der Bundesrepublik etwa 1,5 Millionen Menschen akut alkoholabhängig, weitere fünf bis zehn Millionen gelten als gefährdet. Ein Drittel davon sind Frauen, Tendenz steigend.

Und Sex und Alkohol? Eigentlich eine gute Kombination, denken Sie? Stimmt, aber nur in kleinen Mengen. Ein, zwei Gläser Sekt können durchaus stimulierend und enthemmend wirken und die Lust ankurbeln. Zudem wird man ruhiger und gelassener, was durchaus hilfreich ist, wenn man ein bisschen nervös vor dem »ersten Mal« mit dem Neuen wird. Bei größeren Mengen sieht das allerdings schon wieder anders aus. Ruhe und Gelassenheit verwandeln sich in Müdigkeit, die Blutgefäße erweitern sich. Die Sprache wird verwaschen, die Bewegungen unkoordinierter. Sex kann in dieser Phase mitunter aggressiver und rücksichtsloser werden. Einen Orgasmus zu erreichen, wird deutlich schwieriger. Ganz nach dem Motto: Der Geist ist willig, aber der Körper macht schlapp. Oder man schläft einfach ein – auch nicht wirklich aufregend. Wer ständig Alkohol in größeren Mengen konsumiert, also alkoholkrank ist, hat noch mit einem ganz anderen Problem zu kämpfen. Das erotische Verlangen stellt sich erst gar nicht ein. Sex wird zur Nebensache. Selbst wenn ab und zu ein Funken aufblitzt, ist die körperliche Leistungsfähigkeit meist schon so weit im Keller, dass nichts mehr geht. Alkoholsucht kann zu dauerhaften körperlichen Schäden führen und die Persönlichkeit stark verändern. Die Nerven und das Gehirn werden angegriffen, die Leber geschädigt und das Zusammenspiel der Sexualhormone gestört. Die Psyche leidet, Stimmungsschwankungen stellen sich ein, Betroffene werden launisch und unberechenbar. Nicht die besten Voraussetzungen für ein erfülltes Liebesleben. Natürlich sind Probleme im Bett nur ein Symptom der Alkoholkrankheit. Wer seine Libido und Liebesfähigkeit wieder zurückerlangen möchte, hat nur eine Wahl: Trocken werden! Dann klappt es auch wieder mit dem Sex. Hilfe und Informationen zur Therapie erhält man bei den Anonymen Alkoholikern oder beim Hausarzt.

Koks ruiniert auf Dauer den Sex

Der Droge Kokain hingegen wird nachgesagt, dass sie die Libido verbessert und die sexuelle Erregbarkeit steigert. Das ist biochemisch auch nachweisbar. Allerdings hat jede Medaille zwei Seiten. So auch der Konsum dieser Droge – vor allem, wenn er regelmäßig stattfindet. Denn dann überwiegen sexuelle Funktionsstörungen die Luststeigerung bei Weitem.

WENN DER KÖRPER NEIN SAGT

Noch immer herrscht in vielen Köpfen das Vorurteil, bei Frauen seien sexuelle Störungen ausschließlich eine Sache der Psyche. Frigidität durch Verklemmtheit, Erregungsblockade durch (Kindheits-)Traumata, Schmerzen beim Sex durch religiöse Tabus – nur einige der Thesen, mit denen die Seelenkunde jahrzehntelang versucht hat, die Störfälle des weiblichen Geschlechtslebens zu erklären. Bei Adam längst als organisches Leiden anerkannt und entsprechend behandelt, galt Evas Frust mit der Lust lange als Psychodrama: bagatellisiert als hausgemacht und abgetan als Laune. Das gibt sich schon wieder. Falls nicht, erhielten die Beschwerden den Stempel »altersbedingt«. Das ist dann halt so ...

Doch je besser die weiblichen sexuellen Nöte erforscht wurden, desto mehr zeigte sich, dass die Gründe keineswegs nur psychischer Natur sind. Heute steht außer Frage, dass die Mehrheit weiblicher Sexualstörungen auf körperliche Ursachen zurückzuführen ist.

Was den Spaß verderben kann, ist eine Menge. So gehen Störungen der Libido häufig auf einen Mangel an männlichen Hormonen, aber auch auf Chemotherapien bei Krebserkrankungen sowie Dialyse bei Nierenschaden zurück. Weitere Ursachen können Erkrankungen der Eierstöcke, von Hirnanhang- oder Schilddrüse sein. Auch Depressionen und Nebenwirkungen von Medikamenten rauben die Lust (s. S. 98).

Will die Scheide nicht feucht werden oder bleibt der ersehnte Gipfel der Lust meist unbezwungen, ist oft eine schlechte Durchblutung die Ursache. Auch Störungen der Nervenfunktionen können zu Problemen mit der Erregung und dem Orgasmus führen. Wenn Schmerz die Lust zur Pein macht, können die Gründe dafür eine krankhaft erhöhte Empfindlichkeit der Schmerzrezeptoren oder ein Wachstum schmerzempfindlicher Nervenfasern in der Scheide sein.

Hormonelle Turbulenzen

Unsere Hormone spielen eine der Hauptrollen auf der Bühne von Lust und Liebe. Die zentrale Bedeutung von Östrogen, Testosteron & Co. für die Sexualität ist erst in den letzten Jahren in ihrer ganzen Tragweite klar geworden. Zweifelsohne sind emotionale Aspekte stark mit von der Partie, wenn es darum geht, wen wir erotisch und anziehend finden. Dennoch: Sind unsere Hormone nicht zur rechten Zeit am richtigen Ort des Gehirns zur Stelle, nützt weder das lüsternste »Dirty Talking« noch die geilste Berührung. Den sexuellen Funken zünden einzig und allein die Hormone. Anders formuliert, wecken die Hormone jene Systeme in unserem Gehirn auf, die für alles rund um Erotik zuständig sind. Mehr zu den Schaltstellen der Lust lesen Sie auf Seite 111.

Im Folgenden geht es zunächst darum, welche Auswirkungen es für die Sexualität hat, wenn das Orchester der körpereigenen Botenstoffe aus dem Takt geraten ist – sei es, weil von einem Hormon zu wenig im Blut schwimmt oder weil die Botschaften, die es übermittelt, beim Empfänger nicht ankommen.

Weibliche Botenstoffe: Die Drahtzieher

Östrogene halten beim Sex gewissermaßen die Zügel in der Hand: Sie sind vor allem für die Steuerung der sexuellen Reaktionen zuständig. Dabei kontrollieren sie nicht, wie wir uns verhalten, sorgen aber dafür, dass die erotischen Reize ankommen und adäquat beantwortet werden. Östrogene beeinflussen das zentrale und periphere Nervensystem und schalten damit auf »sexuellen Empfang« – bei Frauen wie Männern. Ebenso sind die Botenstoffe der Weiblichkeit für die Gesundheit der Geschlechtsorgane von großer Bedeutung.

Ein Mangel an weiblichen Geschlechtshormonen hat zwar nicht per se einen Verlust der Libido zur Folge. Er ist aber die häufigste indirekte Ursache dafür. Stehen zu wenige Östrogene bereit, kommt es zu Veränderungen und massiven Funktionsstörungen in den Geschlechtsorganen. Der Mangel an weiblichen Geschlechtshormonen bewirkt bei Scheide und Vulva unter anderem einen Rückgang des Gewebes, eine Verdünnung der Schleimhaut sowie eine Verminderung der Durchblutung.

Stehen zu wenig Östrogene bereit, wirkt sich das auch negativ auf das Scheidenmilieu aus: Der pH-Wert steigt und damit das Risiko für Infektionen. Im Zuge der Wechseljahre führt die nachlassende Bildung von Östrogenen zu den klassischen psychovegetativen Symptomen wie Hitzewallungen, psychische Instabilität, Depressivität und Schlafstörungen. Im Verbund mit den lokalen Auswirkungen des Östrogenmangels im Genitalbereich kann sich eine sexuelle Funktionsstörung entwickeln. Denn mangelndes Feuchtwerden der Scheide und Rückbildungen ihrer Schleimhaut erschweren den Geschlechtsverkehr. Dazu noch Schmerzen – das verdirbt verständlicherweise bald den Spaß an der Freud. Dann doch lieber nicht ... Und mit der Zeit verliert sich die Lust oftmals leider ganz.

Männliche Botenstoffe: Ohne sie läuft nichts

Dass Androgene, allen voran Testosteron, das sexuelle Verhalten der Männlichkeit diktieren, ist seit langem wissenschaftlich erwiesen: Ohne das männliche Geschlechtshormon geht im Kopf die Post nicht ab – und damit auch nirgends sonst.

So weit zu den Herren der Schöpfung. Bei den Damen sieht es kein bisschen anders aus. Bei ihnen werden die männlichen Geschlechtshormone zwar nur in geringer Menge gebildet. Dennoch kommt ihnen eine besondere Bedeutung für das weibliche Liebesleben zu: So führt eine Unterversorgung mit männlichen Hormonen zu Libido-Mangel. Offensichtlich spielen die Androgene bei der Verarbeitung sexueller Reize im zentralen Nervensystem eine Schlüsselrolle. Darüber hinaus sind sie unerlässlich für die Gesundheit von Scheide und Vulva.

TREUE BEGLEITER

Die männlichen Botenstoffe der Sexualität begleiten Eva (fast) ihr ganzes Leben lang. Sie werden bei Frauen zu etwa gleichen Teilen in den Eierstöcken und der Nebennierenrinde gebildet und ausgeschüttet. Von der Pubertät an bleibt der Spiegel, bis auf kleine Schwankungen während des Menstruationszyklus, konstant. Die Eierstöcke behalten über die Wechseljahre hinaus die Fähigkeit, Androgene zu bilden – wenn auch in geringerem Umfang als zuvor. Wie lange diese körpereigenen Werkstätten jedoch aktiv sind, ist bislang nicht genau geklärt. In jedem Fall aber nimmt im Laufe des Lebens die Konzentration männlicher Geschlechtshormone nach und nach ab. Bei den meisten gesunden Frauen geht dieser leichte Abfall von Testosteron nicht zu Lasten der Libido. Auch dann nicht, wenn die Periode endgültig ausbleibt. Erst in fortgeschrittenem Alter sinkt der Testosteronwert schneller und deutlich.

Sehr einschneidend und negativ wirkt sich der abrupte Abfall von Testosteron durch operative Eingriffe aus. So haben Frauen, denen beide Eierstöcke entfernt wurden, oftmals einen kompletten Verlust der Libido. Auch die sexuelle Reaktions- und Orgasmusfähigkeit ist stark vermindert. Die Häufigkeit erotischer Aktionen geht entsprechend zurück, spontane Lustgefühle fehlen. Frauen mit Androgenmangel verlieren das Interesse an Selbstbefriedigung und haben keine sexuellen Phantasien mehr. Was früher erregend und lustvoll war, verliert komplett seinen Reiz. Viele der Betroffenen sind auch weniger erregbar an Brustwarzen und Klitoris. Manche können nicht mehr zum Orgasmus kommen, andere erleben den Höhepunkt weniger intensiv und lustvoll.

Androgenmangel

Auch bei Frauen kann ein Mangel an männlichen Geschlechtshormonen zu einer verminderten Libido führen. Dazu addieren sich weitere Beschwerden, wie zum Beispiel ständige Müdigkeit, Stimmungsschwankungen und ein insgesamt beeinträchtigtes Wohlbefinden. Bei vielen Frauen treten sie zu jenem Zeitpunkt auf, an dem die Produktion von Androgenen deutlich abnimmt.

Ob ein Mangel an Androgenen besteht, wird durch eine Testosteronmessung im Blut bestimmt. Was leider nicht immer so aussagekräftig ist, wie gewünscht. Denn es gibt Frauen, die niedrige Testosteron-Werte, jedoch keinerlei Symptome eines Mangels haben. Andere hingegen, mit ganz normalen Testosteron-Werten, zeigen die oben genannten Symptome. Dieses Verwirrspiel hängt vermutlich vom individuell unterschiedlichen Status der Rezeptoren für Testosteron ab: Wie stark sich das männliche Sexhormon an diesen Dockingstationen auswirkt, ist von Mensch zu Mensch – Männern wie Frauen – verschieden. Leider kann man bisher noch nicht bestimmen, wie aktiv die Rezeptoren für Testosteron sind und wie ausgeprägt sich in Folge die Wirkung des männlichen Geschlechtshormons zeigt.

Was die Sexboten raubt

Hinter einem Mangel an Androgenen können viele Ursachen stecken. Zunächst Störungen in den Funktionen von Hypothalamus (Verbindungsstück zwischen Gehirn und Körper) und Hypophyse (Hirnanhangdrüse unterhalb des Hypothalamus) – häufig im Rahmen einer Magersucht oder dem Ausbleiben der Menstruation aufgrund von zu viel Stress. Auch Schäden der Nebennierenrinde oder der Eierstöcke können zu Androgenmangel führen. Weiterhin besteht bei einer Chemo- oder Radiotherapie zur Krebsbehandlung sowie bei einer Antiandrogenbehandlung die Gefahr, dass männliche Geschlechtshormone im Körper weniger werden.

Darüber hinaus bewirken auch Medikamente, dass die Bildung der Androgene zurückgeht. Zu solchen Mitteln gehören Glukokortikoide, Arzneimittel gegen Epilepsie oder auch die Antibabypille. Alle diese Stoffe erhöhen den Gehalt des sexualhormonbindenden Globulins (SHBG). Dadurch werden vermehrt Androgene gebunden – umso weniger frei verfügbare männliche Hormone bleiben über. Übrigens: Auch eine hoch dosierte Therapie mit Androgenen kann sich im Hinblick auf sexuelle Funktionsstörungen wie ein Mangel auswirken. Denn wenn der Körper die männlichen Geschlechtshormone in größeren Mengen von außen zugeführt bekommt, drosselt er oftmals seine eigene Herstellung.

Einer der häufigsten Gründe für Androgenmangel ist jedoch die Entfernung der Eierstöcke: Nach diesem Eingriff fällt der Wert von Testosteron und anderen Androgenen wie auch von DHEA um glatt die Hälfte ab.

Stress drosselt Hormonproduktion

Natürlich wird das Hormonsystem auch stark von der Psyche beeinflusst und vermag dabei seelischen Kalamitäten nicht immer zu trotzen. Bestes Beispiel dafür ist Stress, der zu Recht als Lustkiller Nummer eins gilt. Ob Termindruck im Büro oder Streitereien mit dem Liebsten – anhaltende Hektik führt zu einer Kaskade von Reaktionen im Körper. Die meisten von ihnen sind Gift für die Libido. Denn unter Einfluss der Stresshormone drosseln sowohl der männliche als auch der weibliche Körper die Produktion von Testosteron. Ebenso sinkt bei beiden Geschlechtern die Konzentration von DHEA, dem Vorläufer der Sexualhormone Testosteron und Östrogen (s. S. 132).

Ein ganzer Komplex von Symptomen

Ein Mangel an männlichen Geschlechtshormonen gibt sich durch eine ganze Reihe von Symptomen zu erkennen. Deshalb spricht man auch vom Androgenmangel-Syndrom. Folgende Symptome stehen damit im Zusammenhang:

- verminderte Libido: weniger sexuelle Phantasien und Träume
- verminderte sexuelle Erregbarkeit: geringeres Feuchtwerden der Scheide, Unfähigkeit zum Orgasmus, anhaltende Schlappheit und Müdigkeit ungeklärter Ursache
- eingeschränktes Wohlbefinden und verminderte Lebensqualität
- schlechte Laune und schwankende Stimmung, bisweilen auch depressiv
- wenig Antrieb
- Muskelschwäche durch Verlust an Muskelmasse
- Abnahme der Schambehaarung
- Verringerung der Knochendichte, Osteoporose

Wechseljahre mindern die Leidenschaft

Die Jahre hinterlassen ihre Spuren – nicht nur deutlich sichtbar im Spiegel. Mit dem Älterwerden ändern sich auch die Bedingungen für eine erfüllte Sexualität. Bei Frauen werden nach der Menopause weniger Sexualhormone produziert, aber auch bei Männern sinken die Testosteronwerte im Alter ab. Dies kann Mitursache sexueller Funktionsstörungen sein. Werden in den Eierstöcken weniger Hormone gebildet, ändert sich das hormonelle Milieu im gesamten Körper und damit auch im zentralen Nervensystem: Wenn Rezeptoren für Östrogene wie auch für Androgene nicht mehr besetzt sind, werden die subjektiven Empfindungen für Erregung und Libido schlechter. Weiterhin wird die Funktion der Geschlechtsorgane beeinträchtigt. Die Drüsen, welche die Feuchtigkeit der Scheide gewährleisten, arbeiten bei geringerer Östrogenzufuhr nur noch eingeschränkt. Mehr dazu lesen Sie auf den Seiten 53 bis 58.

Knochentrocken …

Wird die Scheide nicht ausreichend feucht für »reibungslosen« Sex, spricht die Medizin von einer Störung der Lubrikation, des »Feuchtwerdens«. Eine häufige Erscheinung vor und während der Wechseljahre, wenn die Bildung der weiblichen Sexualhormone mehr und mehr zurückgeht. Allerdings können auch Erkrankungen wie Diabetes oder Autoimmun-Krankheiten wie etwa rheumatische Beschwerden zur Trockenheit der Scheide führen. Abhilfe schaffen Gleitmittel (Cremes u. Ä.) sowie östrogenhaltige Zäpfchen oder Salben.

DAS MÄNNLICHE KLIMAKTERIUM

Hormonelle Schwankungen, so die landläufige Meinung bis vor einigen Jahren, betreffen überwiegend Frauen. Ein Irrtum. Heute wissen wir, dass auch Männer ihre »Tage« haben und zwar gleich mehrmals im Monat. Ebenso fallen die Wechseljahre nicht nur in den Zuständigkeitsbereich der Weiblichkeit. Auch das »starke Geschlecht« ereilt zwischen 45 und 60 Jahren das Klimakterium. In dieser Zeit werden nicht nur die Haare weniger, sondern auch die Hormone. Ausgerechnet jene, die den Mann zum Mann machen: die Androgene. Zwar bleibt die Zeugungsfähigkeit prinzipiell bis ins hohe Alter bestehen und die Symptome der hormonellen Pirouetten sind nicht so deutlich zu spüren wie bei Frauen. Dennoch gerät die Feinabstimmung der Hormone auch bei Männern aus der Balance und mit ihr das körperliche wie seelische Gleichgewicht. Das macht sich bei dem einen mehr, bei dem anderen weniger stark durch Hitzewallungen, Rücken- und Gelenkbeschwerden, Stimmungsschwankungen, depressive Verstimmungen und nachlassende Konzentrationsfähigkeit bemerkbar. Das kommt uns doch bekannt vor …

Körperliche Leiden setzen der Lust zu

Nicht nur in den Strudeln der hormonellen Wogen kann das Liebesleben Schaden nehmen. Auch zahlreiche Erkrankungen haben sexuelle Störungen mit auf ihrer Liste an Symptomen: Probleme mit Lust und Liebe treten oft als Begleiterscheinung oder Folge anderer Krankheiten auf. So können Krankheiten wie Fettstoffwechselstörungen, Depressionen oder Psychosen die Sexualität ursächlich beeinflussen. Und wie erwähnt, sind auch nach einer Gebärmutteroperation oder anderen chirurgischen Eingriffen im Beckenbereich sexuelle Störungen nicht selten.

Wenn sie organische Ursachen haben, muss ihre Therapie mit der Behandlung der Grunderkrankung einhergehen. Wird bei Diabetes zum Beispiel der Blutzuckerspiegel richtig eingestellt, kann dies maßgeblich dazu beitragen, auch die sexuellen Probleme zu beheben.

Schlechte Durchblutung

Bluthochdruck, Arteriosklerose und Diabetes mellitus, aber auch starker Nikotinkonsum gehen mit einer Verengung der Gefäße einher. Durch Ablagerungen (Plaques) an deren Wänden kann das Blut nicht mehr ungehindert fließen und somit auch Scheide und Klitoris nicht mehr optimal versorgen. Die Scheide bleibt weitgehend trocken, was nicht zuletzt auch zu Schmerzen oder gar Entzündungen führen kann. Zudem sinkt mit einem schlecht durchbluteten Kitzler die Fähigkeit zum Orgasmus, was dem Vergnügen weiteren Sand ins Getriebe streut – im wahrsten Sinn des Wortes …

Der Frauen Intimfeind

Auch Infektionen der Scheide können den Spaß im Bett ordentlich verleiden. Das »bisschen Jucken …« hat seine Folgen. Die sind keine Bagatellen: wochen-, oft sogar monatelange Schmerzen in einer der empfindsamsten Regionen, dazu Ausfluss, Brennen beim Wasserlassen und starker Juckreiz. Von den Beschwerden gerade während der an und für sich doch schönsten Momente ganz zu schweigen.

Daher ist es wenig erstaunlich, dass viele Patientinnen mit Scheideninfektionen der Erotik aus dem Weg gehen. Dazu kommt die oft berechtigte Angst, sich beim Mann erneut anzustecken.

So manche Frau mit chronischem Scheidenpilz schottet sich nach und nach von ihrem Partner ab, um erotische Situationen zu vermeiden. Dass Beziehungen wegen ständig wiederkehrender Scheideninfektionen starken Belastungen ausgesetzt sind, ist nicht selten.

Denn die Patientinnen haben durch ihr Leiden auch seelische Beschwerden. Sie schämen sich für die vermeintlich »unappetitlichen« Symptome und empfinden ihren Genitalbereich oft gar als abstoßend »krank«. Deshalb raten viele Experten betroffenen Paaren auch, die Hilfe eines Paar- oder Sexualtherapeuten in Anspruch zu nehmen.

INDIVIDUELLES MILIEU

Auf der Schleimhaut in der Scheide siedeln eine Reihe verschiedener Bakterien und Pilze – von Frau zu Frau in unterschiedlicher Besetzung. Ein ganz individuelles »Milieu«, abhängig von der hormonellen Situation und damit auch vom Alter: Bei Mädchen vor der Pubertät, erwachsenen Frauen, Schwangeren und Frauen nach den Wechseljahren unterscheidet sich die Besiedlung der Scheide durch Mikroorganismen. Deren Zusammensetzung schwankt auch während des Zyklus.

So verschieden die Scheidenmilieus auch sind – den Löwenanteil machen bei allen Frauen im gebärfähigen Alter so genannte Laktobazillen (Milchsäurebakterien) aus. Diese Bakterien haben, wie ihr Name schon sagt, eine wichtige Funktion: Sie bilden Milchsäure aus den Zuckerstoffen, die sich in den Scheidenzellen befinden. So entsteht ein saures Milieu, ein saurer pH-Wert, in der Scheide. Dies bietet einen wirksamen Schutz vor Infektionen – solange das Scheidenmilieu intakt ist. Ist die friedliche Koexistenz gestört und gewinnen andere Bakterien die Oberhand über die Laktobazillen-Fraktion, bricht der Schutzschild zusammen.

Wie Pilze intim werden

In einer gesunden Scheidenflora tummeln sich neben säurebildenden Bakterien immer auch Hefepilze aus der Gattung Candida. Sie alle sorgen für ein saures Milieu bei einem pH-Wert um vier. Damit wird die Ausbreitung von schädlichen Krankheitserregern gehemmt. Gerät die natürliche Scheidenflora aber aus dem Gleichgewicht, beispielsweise durch ein geschwächtes Immunsystem, Hormonstörungen oder Antibiotika, kann dies – ebenso wie die eben erwähnten Durchblutungsstörungen – zu einer Entzündung der Schleimhaut in der Scheide führen. Was das Jucken und Brennen verursacht, ist in 80 Prozent der Fälle der Pilz Candida albicans.

Obwohl es sich bei Scheideninfektionen keinesfalls um Geschlechtskrankheiten handelt, werden die Übeltäter meist beim Sex übertragen. Bestimmte sexuelle Praktiken wie vor allem Analverkehr erhöhen dabei das Risiko. Denn wird der Penis vom After wieder in die Scheide eingeführt, besteht die Gefahr, eine Menge unerwünschter Keime zu übertragen – neben Pilzen auch Escherichia-Coli-Bakterien, die sich zuhauf im Darm tummeln.

Riskant ist allerdings auch oraler Sex. Untersuchungen zeigen, dass bei Frauen mit chronischen Infektionen derselbe Pilz, den sie in der Vaginalschleimhaut haben, meist auch in der Mundhöhle sitzt. Die Drehscheibe für Pilzinfektionen: Die Keime können beim Küssen und beim Oralsex problemlos übertragen werden.

Was den Pilzen ebenfalls hilft, intim zu werden, ist falsche – genauer gesagt: übertriebene – Hygiene. Gemeinsam benutzte Toilettenartikel, Wäsche oder Handtücher fördern ebenfalls die Ausbreitung von Pilzinfektionen. Regelrechte Virenschleudern sind öffentliche Bäder, besonders Whirlpools.

Nicht immer ist es ein Pilz

Auch der Erreger der Geschlechtskrankheit Gonorrhoe, bekannt als »Tripper«, löst einen sehr stark ausgeprägten Juckreiz aus. Das Bakterium Neisseria gonorrhoeae ist extrem ansteckend und muss durch Antibiotika bekämpft werden. Hinter den Symptomen können sich auch Chlamydien verbergen: Chlamydien-Infektionen gehören heute zu den häufigsten Geschlechtskrankheiten, da sie überwiegend beim Sex übertragen werden. Doch auch Trichomonaden können die Intimregion bevölkern. Die zu den Geißeltierchen zählenden Einzeller werden ebenso in erster Linie durch Geschlechtsverkehr übertragen.

Alle genannten Erkrankungen können nur von einem Arzt diagnostiziert und behandelt werden. In fast allen Fällen ist eine Behandlung mit Antibiotika erforderlich. Dabei sollte immer auch der Partner mit behandelt werden, um eine wechselseitige »Pingpong«-Ansteckung zu verhindern.

Hausverbot

Um die unliebsamen Gäste wieder los zu werden, greifen Sie zu Anti-Pilzmitteln, so genannten Antimykotika. Diese Präparate wirken ganz gezielt und machen Pilzen schnell und sicher den Garaus. Sie erhalten Antimykotika rezeptfrei in Apotheken. Angewandt werden die pilztötenden Wirkstoffe direkt am Ort des Geschehens: in Form von Scheidenzäpfchen oder Salben. Die Behandlung verläuft meist schnell und unkompliziert: Antimykotika lassen die Beschwerden in der Regel schon nach ein bis zwei Tagen abklingen. Dann ist die Behandlung für Sie jedoch noch nicht abgeschlossen. Wichtig ist, dass Sie die pilztötenden Wirkstoffe ausreichend lange anwenden. Die Dauer der Anwendung ist auf dem Beipackzettel der Medikamente angegeben. Als Faustregel gilt, dass die Behandlung über mindestens fünf Tage hinweg konsequent erfolgen muss. Andernfalls besteht das Risiko, einen Rückfall zu erleiden.

TIPPS ZUR VORBEUGUNG

- Vermeiden Sie Wäsche aus synthetischem Material ebenso wie Slip-Einlagen.
- Prinzipiell sollten Sie bei Neigung zu Pilzinfektionen auf Tampons verzichten.
- Wechseln Sie Ihre Unterwäsche zweimal täglich. 60-Grad-Waschgänge mit Vollwaschmittel bringen die Pilzsporen zur Strecke. Es empfiehlt sich außerdem, Pilzsporen abtötende Waschmittel aus der Apotheke zu verwenden.
- Es gibt Pilze, die im Stuhl sitzen. Reinigen Sie mit dem Toilettenpapier deshalb immer »von vorn nach hinten« und nicht umgekehrt. Gleiches gilt für die täglichen Maßnahmen zur Körperhygiene.
- Reinigen Sie Ihre äußere Scheidenregion täglich mit viel Wasser und einem milden Reinigungsmittel. Benutzen Sie keine Intimlotions oder -sprays. Verwenden Sie zum Waschen auch tunlichst keinen Waschlappen. Er ist eine Brutstätte für Bakterien.
- Ziehen Sie nasse Badesachen sofort aus und lassen Sie diese nicht am Körper trocknen.
- Meiden Sie – wie bereits erwähnt – öffentliche Bäder und Whirlpools, denn dort tummelt sich einiges, was nichts in Ihrem Körper zu suchen hat.

Risiko unterm Messer

Neben den hormonellen Turbulenzen können auch »mechanische« Eingriffe in den Körper die sexuellen Funktionen beeinträchtigen. Operationen im Unterleib, an der Gebärmutter oder an den Eierstöcken, aber auch an den Bandscheiben gehen mit Gefahren für Lust und Liebe einher. Alle Eingriffe im so genannten kleinen Becken sind davon betroffen. Denn immer wieder passiert es, dass bei solchen Operationen Nervenstränge oder Blutgefäße beschädigt werden, die für die Versorgung von Scheide und Klitoris zuständig sind. Je radikaler bei dem Eingriff vorgegangen wird und je stärker damit Nerven und Gefäße geschädigt werden, desto höher ist das Risiko für dauerhafte innere Verletzungen und sexuelle Probleme. Nach folgenden Operationen können Störungen auftreten:

- Operationen an der Gebärmutter oder Gebärmutterentfernung
- Operationen an den Eierstöcken
- beidseitige Eierstockentfernung
- Sterilisation
- Krebsoperationen im Unterleib, insbesondere mit anschließender Bestrahlung und/oder Chemotherapie
- Operative Geburtshilfe: Kaiserschnitt, Saugglocken- oder Zangenentbindung, Dammschnitt
- Eingriffe an Bauchschlagader oder am Dickdarm
- Operationen an der Bandscheibe

Nervenschäden

Mögliche Ursachen von Orgasmus- und Erregungsstörungen können auch Erkrankungen der Nerven sein. An erster Stelle steht hier die Multiple Sklerose. Sie verursacht – zumindest im klinischen Schub – schwerwiegende Beeinträchtigungen: vor allem durch quälende Missempfindungen im Intimbereich und mangelndes Feuchtwerden der Scheide. Die so genannten diabetischen und alkoholischen Neuropathien können die Sexualität ebenso empfindlich stören. Diese Nervenschäden führen unter anderem auch dazu, dass die Klitoris weniger empfindlich und erregbar ist.

Nach Querschnittslähmungen kann das Erreichen des Orgasmus ebenso erschwert und sogar vollkommen unmöglich sein. Die extremen Schäden im Bereich des Rückenmarks blockieren die Weiterleitung der Nervenimpulse zu den Geschlechtsorganen – die Erregung kommt nicht an.

Nicht zuletzt treten bei Tumoren und Geschwüren in den Geschlechtsorganen mitunter Schäden an den Nerven ein. Werden beispielsweise die Lymphknoten aufgrund einer Krebserkrankung ausgeräumt, sind schnell Nervenfasern im kleinen Becken in Mitleidenschaft gezogen. Das hat irreparable Folgen für die Orgasmus- und Erregungsfähigkeit.

WAS EVA DIE LUST RAUBT

- Bluthochdruck
- Diabetes
- Fettstoffwechselstörungen
- Störungen der Durchblutung
- Krankheiten von Nieren und Blase
- Hormonelle Störungen
- Operative Eingriffe im Unterleib
- Scheidenentzündungen
- Essstörungen
- Alkohol- und Medikamentenabhängigkeit
- Multiple Sklerose
- Polyneuropathie
- Schlaganfall
- Depressionen
- Psychosen

Lust und Schmerz

Lust und Leid liegen bekanntermaßen nahe beieinander. Für zahlreiche Frauen jedoch zu nahe: Ihnen machen Schmerzen beim Sex regelmäßig die Lust zum Leid. Liegt es »nur« an einer zu trockenen Scheide, können Gleitmittel wirksam helfen. Häufig hat eine Frau ausreichend Lust, ihre Scheide wird aber einfach nicht genügend feucht. Weitaus komplexer wird es beim Scheidenkrampf und mit der Verengung der Scheide einhergehenden Schmerzen beim Geschlechtsverkehr. Dafür kann es eine ganze Reihe von Auslösern geben: Entzündungen im Genitalbereich, Zysten an den Eierstöcken, Verwachsungen nach früheren Operationen oder organische Fehlbildungen. Auch die so genannte Endometriose ist eine häufige Ursache dafür, wenn es weh tut. Weitere Auslöser für Schmerzen beim Sex können vulvo-vaginale Dermatosen (Juckreiz an und in der Scheide), Überempfindlichkeit der Nerven am Scheideneingang oder chronische Schmerzen an der Vulva sein. Darüber hinaus führen oft auch Gewebeschäden wie Dammrissnarben zu Missempfindungen. Die genauen Gründe für die Schmerzen müssen Sie in jedem Fall vom Frauenarzt abklären lassen.

Vaginismus

An dem schmerzhaften Muskelkrampf im unteren Drittel der Scheide ist meist auch die Muskulatur des Beckenbodens beteiligt. Auslöser sind häufig das Einführen eines Tampons sowie eben auch des Penis oder eines Dildos in die Scheide. Was zu der Neigung, sich so schmerzhaft zu verkrampfen führt, sind meist Ängste und tief liegende seelische Traumata wie etwa Gewalterfahrungen.

Das Vulva-Vestibulitis-Syndrom (VVS)

Typisch sind brennende und teilweise sehr starke Schmerzen im Bereich des Scheideneingangs, die durch Berührung und Druck hervorgerufen werden – etwa beim Einführen eines Tampons, des Penis oder eines Fingers. Auch eng sitzende Kleidung, Rad fahren und Reiten verursachen die Schmerzen. Meistens können die Betroffenen ganz genau sagen, wo es ihnen weh tut. Der Schmerzpunkt lässt sich mit Hilfe des Q-Tip-Tests (s. S. 151) sehr gut herausfinden. Das betroffene Areal ist völlig unauffällig, manches Mal zeigt sich eine leichte Rötung. Hinweise auf akute Infektionen, etwa mit Humanen Papilloma Viren, Candida albicans oder Trichomonaden, finden sich nicht. Dagegen zeigt sich ein vermehrtes Wachstum von Schmerzfasern. Denkbar ist, dass auch hormonelle Faktoren bei der Entstehung des Syndroms eine Rolle spielen: So sind die Schmerzen bei einem Drittel der Betroffenen unmittelbar vor der Menstruation stärker.

ENTZÜNDUNGEN LASSEN NERVEN SPRIESSEN

Wiederkehrende Entzündungen im Bereich der Scheide führen zu einem vermehrten Einsprossen von Nervenendigungen. Der Grund dafür ist, dass sich durch die entzündlichen Prozesse der Nerv Growth Factor (NGF) erhöht. Je mehr Nerven, desto größer die Empfindlichkeit und Sensibilität im Genitalbereich. Spricht doch zunächst nichts dagegen … Stimmt, doch wenn die Nervenreize überhand nehmen, bringen sie nicht Lust, sondern Schmerzen. Denn ist ein bestimmter Schwellenwert einmal überschritten, tun Berührungen schlicht nur noch weh.

Nicht zuletzt können auch Verletzungen, zum Beispiel bei einer Zangengeburt, eine Ursache sein. Das hat nicht selten eine so genannte Defektheilung zur Folge: In deren Narbenbereich können kleine sensible Nerven irritiert werden.

Eine Standard-Therapie gegen das VVS gibt es bislang nicht. War eine Entzündung Ursache für die Schmerzen, kann die Wurzel des Übels mit einem Anti-Pilzmittel oder einem Antibiotikum behandelt werden. Bei Muskelverkrampfungen helfen häufig Dehnungsübungen, um die Muskeln zu erweitern und zu entspannen. Bei einer Überempfindlichkeit im Bereich des Scheideneingangs können lokale Schmerz- und Betäubungsmittel die unangenehmen Empfindungen lindern. Relativ neu ist eine operative Behandlungsmethode, bei der die überempfindlichen Nervenareale oberflächlich entfernt werden. Allerdings ist dieser Eingriff relativ schwierig und sollte nur von einem erfahrenen Operateur durchgeführt werden. Erkundigen Sie sich dazu bei Ihrem Frauenarzt und lassen Sie sich ausführlich informieren, falls Sie sich zu einem solchen Schritt entschließen.

Vulvodynien

Sie betreffen eine weitaus größere Fläche innerhalb der Scheide, als das beim VVS der Fall ist. Die Patientinnen klagen entsprechend kaum über einen isolierten Schmerzpunkt. Vielmehr haben sie in einem großen Bereich der Vulva konstante Schmerzen, die auch ohne Berührung auftreten. Die Behandlung einer Vulvodynie entspricht im Prinzip jener eines VVS.

Vulvodynien sind leider häufiger als bislang vermutet. Was auch mit daran liegen kann, dass betroffene Frauen ihre Probleme lange verschweigen und sich vor einem Arztbesuch scheuen. Eine US-amerikanische Studie aus dem Jahr 2005 an über 4900 Frauen zwischen 18 und 64 Jahren zeigte beispielsweise, dass 16 Prozent von ihnen bereits länger als drei Monate unter brennenden oder stechenden Schmerzen bei Berührung litten – ohne deshalb einen Arzt zu Rate gezogen zu haben. Wer den Gang in die Praxis endlich wagte, erhielt wenig Hilfe. Über die

Hälfte der Frauen in der genannten Untersuchung hatte mehr als drei Ärzte konsultiert, die in den meisten Fällen keine richtige Diagnose stellen konnten.

So bleiben die Patientinnen weiter mit ihrem Leiden auf sich gestellt – obwohl die Schmerzen ihre Lebensqualität verständlicherweise stark beeinträchtigen und sich negativ auf Sexualleben und Partnerschaft auswirken. Was mindestens ebenso leidet, ist das Selbstwertgefühl. Mit der Zeit schleichen sich dann angesichts der Ohnmacht gegenüber den Schmerzen oftmals auch so negative Gedanken ein wie »Ich funktioniere nicht richtig, biete meinem Partner nichts«.

Risikogruppe Diabetikerinnen

Bei Frauen mit Diabetes mellitus ist das sexuelle Verlangen überdurchschnittlich oft beeinträchtigt, denn die Folge erhöhter Blutzuckerwerte können Krämpfe und schmerzhafte Entzündungen der Scheide sein. Was dem Sex weiterhin im Wege steht, sind trockene Schleimhäute. Störungen des Feuchtwerdens der Scheide treten bei rund 30 Prozent der Diabetikerinnen auf – doppelt so oft wie bei Frauen ohne Diabetes.

Als Folge der Zuckerkrankheit kann es zudem zu Nerven- oder Durchblutungsstörungen kommen. Diese können, wie Sie gelesen haben, ebenso Auslöser für sexuelle Störungen sein.

Nicht vergessen werden sollte, dass die Diagnose Diabetes auch das Seelenleben beeinträchtigt. Zahlreiche Patientinnen plagt die Sorge, aufgrund einer Gewichtszunahme infolge der Erkrankung nicht mehr attraktiv genug zu sein, und häufig leiden die Betroffenen auch unter Depressionen.

Hinzu kommt, dass beim Sex – von der ersten Erregung, über das Vorspiel bis hin zum Orgasmus – einiges an Energie verbraucht wird. Diabetikerinnen müssen deshalb stets Unterzucke-

SCHLEIMHAUT AUF ABWEGEN

Die Gebärmutterschleimhaut, Endometrium genannt, kleidet das Innere der Gebärmutterhöhle aus. Doch mitunter siedelt sich die Schleimhaut auch an Stellen im Körper an, wo sie nichts zu suchen hat – dann spricht man von Endometriose. Prinzipiell kann Endometrium an jeder Stelle im Körper wachsen, meist findet es sich aber in der Gebärmutterwand, an den Eileitern, Eierstöcken oder auch auf dem Bauchfell. Verirrt sich Gebärmutterschleimhaut, können verstärkte Schmerzen vor und während der Periode, Schmierblutungen, zyklusabhängige Schmerzen beim Wasserlassen sowie Blut in Urin und Stuhl auftreten. Eine häufige Folge ist leider auch, dass es beim Sex weh tut. Eine der häufigsten Erkrankungen bei Frauen im geschlechtsreifen Alter ist auch eine der häufigsten Ursachen für Unfruchtbarkeit: Bei jeder dritten Frau, die ungewollt kinderlos bleibt, steckt eine Endometriose dahinter.

Wie es dazu kommt, dass sich die Gebärmutterschleimhaut auf die Reise begibt, ist bis heute nicht geklärt. Eine Behandlung ist in jedem Fall nötig – je früher, desto besser. Zur Auswahl stehen medikamentöse und operative Behandlungsmöglichkeiten, die einzeln oder miteinander kombiniert angewendet werden können: Schmerzmittel bringen kurzfristige Abschwächung oder Schmerzfreiheit, zusätzlich müssen hormonell wirksame Präparate angewendet werden. In schweren Fällen wird versucht, die Endometrioseherde mit elektrischem Strom, Laser oder Skalpell operativ zu entfernen.

rungen im Auge behalten. Sie sollten also nach dem Sex den Blutzucker messen und die möglicherweise leer geräumten Zuckerspeicher wieder auffüllen – am schönsten noch im Bett gemeinsam mit dem Partner …

Doch auch ganz generell – nicht nur im Hinblick auf das Liebesleben – ist es unerlässlich, dass die Zuckerwerte optimal eingestellt sind. Pendelt sich der Blutzucker auf Normalsoll ein, bessern sich auch sexuelles Verlangen und die Empfindungsfähigkeit. Gute Blutzuckerwerte steigern auch die Feuchtigkeit in der Scheide und schützen vor Infektionen im Genitalbereich und an den Harnwegen.

Lustlos auf Rezept

»Zu Risiken und Nebenwirkungen ...« eines Arzneimittels gehören nicht selten sexuelle Störungen. Tendenz steigend: Vor rund 20 Jahren war von 60 Präparaten bekannt, dass sie die Sexualität beeinträchtigen. Heute sind annähernd 200 solcher Medikamente auf dem Markt.

Oft wird versucht, »den Teufel mit dem Belzebub auszutreiben«. Sie haben also mit Medikamenten zu tun, die einerseits helfen, andererseits jedoch auch schädigende Nebenwirkungen aufweisen können. Was beispielsweise Herzbeschwerden oder psychische Erkrankungen lindert, nimmt die Lust auf die Lust – bei Männern wie Frauen gleichermaßen.

Allerdings ist es meist sehr schwer, der Lustlosigkeit auf Rezept auf die Schliche zu kommen. Gerade bei weiblichen Patienten werden die unerwünschten Begleiterscheinungen im Bett nicht so leicht erkannt. Die Gründe dafür sind vor allem in Evas Anatomie zu suchen. Denn während sich bei Adam sexuelle Probleme unübersehbar zeigen, ist dies bei ihr nicht so offensichtlich ... Die sexuellen Störfälle, die auf Arzneimittel zurückgehen, bleiben bei Frauen im wahrsten Sinn des Wortes im Dunkeln verborgen und dürften um einiges häufiger sein als bekannt. Da diese Probleme meist gerade dort auftreten, wo die Krankheit selbst bereits die sexuellen Funktionen beeinträchtigen kann, sollte der Einsatz von Medikamenten sorgfältig abgewogen werden. In vielen Fällen gibt es durchaus Alternativen zu den Medikamenten, die die Sexualität negativ beeinflussen. Ebenso lässt sich die Sache oft auch durch eine Reduzierung der Dosis, eine Pause oder geschickte Kombinationen der Medikamentengabe in den Griff bekommen – allerdings nur dann, wenn das Problem überhaupt erkannt und beim Arzt zur Sprache gebracht wird.

Zur Beruhigung gleich vorab: Auch wenn Medikamente sexuelle Störungen auslösen können, sind diese durch das Absetzen des entsprechenden Mittels auch wieder rückgängig zu machen. Dies sollte jedoch keinesfalls ohne Rücksprache mit dem behandelnden Arzt vorgenommen werden. Zum einen, weil Sie die Medikamente ja nicht umsonst, sondern aus gutem Grund gegen eine Krankheit einnehmen. Zum anderen können einige Wirkstoffe der Arznei beim abrupten Absetzen Entzugserscheinungen hervorrufen. Gemeinsam mit dem Arzt kann geprüft werden, ob eine geringere Dosierung ausreichen würde oder ob ein anderes Medikament in Frage kommt.

Dreimal täglich Lustkiller

Die sexuellen Abläufe im Körper basieren auf einem komplexen Zusammenspiel von Psyche, Nervensignalen und Hormonen. In jedem dieser Bereiche können Medikamente für Eros und Aphrodite Blockaden errichten.

Zu den üblichen Verdächtigen zählen deshalb allen voran jene Medikamente, die in den Haushalt der körpereigenen Botenstoffe, der Hormone und Neurotransmitter, eingreifen. Nur logisch: Wenn die Strippenzieher der Sexualität aus der Balance gebracht werden, kann das nicht ohne Auswirkungen auf das Liebesleben bleiben.

Darüber hinaus können Arzneimittel zentral über Gehirn und Rückenmark störend in das sexuelle Gleichgewicht eingreifen. Eine andere häufige Ursache für Frust mit der Lust liegt darin, dass Medikamente die Blutgefäße beeinflussen. Nicht zum Besten, denn durch sie kann der Blutfluss in den Geschlechtsorganen gedrosselt werden. Und eine schlecht durchblutete Scheide und Klitoris können Ihnen – wie beschrieben – den Spaß gründlich verderben.

Natürlich ist die Lust auf Sex auch von der persönlichen Gemütsverfassung abhängig. Medikamente, die müde oder lethargisch machen oder dazu führen, dass Sie sich nicht wirklich wohl in Ihrer Haut fühlen, können darum ebenfalls zu Lustkillern werden.

Spaßbremse Pille

Sexuelle Revolution und Antibabypille – sie gehen Hand in Hand. Was den »wilden 68ern« zum lustvoll-lockeren Umgang in und außerhalb der Kommune verhalf, hat allerdings auch so manche weniger erfreulichen Eigenschaften. Diese kommen nun, nach über drei Jahrzehnten Pillen-Ära, allmählich ans Licht. Neben der Erhöhung des Risikos für einige Krankheiten, hat die hormonelle Verhütung noch eine sehr unerwünschte Nebenwirkung: Sie mindert die weibliche Libido. Viele Frauen, die sich mit der Pille vor einer ungewollten Schwangerschaft schützen, haben kaum noch Lust auf Sex. Paradox: So droht die durch die Pille endlich gewonnene sexuelle Freiheit an Sinn zu verlieren.

Bislang wurde der mit der Pille oft einhergehenden Lustlosigkeit wenig Aufmerksamkeit zuteil. Auch, dass die Libido in den mitunter verordneten Pillenpausen häufig am größten ist, erweckte keine Zweifel. Bis heute geht man davon aus, dass nach Absetzen der Pille – falls diese sich als individuell ungeeignet erwiesen hat – alles wieder ins lustvolle Lot kommt.

Diesem Optimismus haben US-Forscher kürzlich den Boden entzogen. Sie warnen, dass bereits die Einnahme der Antibabypille über sechs Monate hinweg, den Spaß im Bett dauerhaft verdirbt.

Zu diesem Schluss kommt der bekannte Sexualmediziner Professor Irwin Goldstein an der Universität von Boston. Ganz offensichtlich kann die tägliche Hormonbombe den Haushalt der weiblichen Botenstoffe nachhaltig aus dem Gleichgewicht bringen. Denn die Einnahme der Pille lässt die Menge des Eiweißkörpers Sexual Hormone Binding Globuline (SHBG) rapide ansteigen. Je mehr SHBG im Blut, desto weniger aktives, sprich frei verfügbares Testosteron: Der Eiweißkörper bindet das männliche Sexualhormon an sich und blockiert so dessen Wirkung. Der auch für Frauen wichtigste Luststoff wird also förmlich aus dem Blut gefischt. Und mit sinkenden Testosteron-Spiegeln schwindet die Lust.

Schlimm genug, doch das besonders Fatale ist, dass die lustfeindlichen Eiweißkörper nach dem Absetzen der Pille kaum weniger werden. Wie die Ergebnisse des Teams um Goldstein zeigen, hält sich SHBG hartnäckig – und so den Gehalt an Testosteron dauerhaft niedrig.

Bereits vor einigen Jahren belegten weitere Untersuchungen von Professor Goldstein, dass die Pille den Testosteronwert dramatisch senkt: Auf ein Drittel jener Menge, der nach heutigem Stand der Wissenschaft erforderlich ist, dass Eva überhaupt Lust auf Sex hat …

Diese Ergebnisse sind umso Besorgnis erregender, als die Pille den weiblichen Stoffwechsel möglicherweise schon nach kurzer Einnahmedauer für den Rest des Lebens prägt. Zwar ist vermutlich nicht jede Frau gleichermaßen gefährdet. Dennoch, wenn Sie Frust mit der Lust erleben, sollten Sie eine andere Pille ausprobieren. Oder, noch besser, auf eine hormonfreie Verhütungsmethode umsteigen. Lassen Sie sich dazu von Ihrem Frauenarzt beraten.

»Vermehrte Scheideninfektionen (vereinzelt)«

Dieser Hinweis steht bei so manchen Antibabypillen im Beipackzettel. Von Einzelfällen kann allerdings nicht die Rede sein, wie viele Gynäkologen erfahren haben. Nicht wenige von ihnen behandeln Frauen, die mit hartnäckigen Scheidenpilzinfektionen zu kämpfen haben und parallel die Pille einnehmen. Die darin enthaltenen Gestagene können den juckenden Plagegeistern den Weg ebnen: Pilze besitzen Rezeptoren, die ganz offensichtlich auf diese Hormone reagieren. Gestagene sind dem körpereigenen Gelbkörperhormon (Progesteron) nachempfunden und fördern unter anderem den Aufbau der Schleimhaut in der Gebärmutter.

Viele Ärzte empfehlen daher, bei immer wiederkehrendem Scheidenpilz über einen Pillenwechsel nachzudenken. Es lohnt sich in jedem Fall, ein Präparat mit einem anderen Gestagen auszuprobieren. Nur so lässt sich herausfinden, ob ein Zusammenhang mit der Pilzinfektion besteht. Und welches Gestagen den

WAS UNS NERVENBOTENSTOFFE BESCHEREN ...

Im folgenden Kapitel wird noch genauer auf die Wirkungen von Neurotransmittern eingegangen. Hier schon mal vorab jene, die durch die Einnahme von Medikamenten durcheinander geraten und so »sexfeindlich« werden können.

- *Dopamin:* steigert die sexuelle Erregung und fördert das Feuchtwerden der Scheide.
- *Noradrenalin:* fördert durch die Bindung an so genannte Alpha-1-Rezeptoren die Orgasmusfähigkeit.
- *Acetylcholin:* reguliert über Rezeptoren im Gehirn die Wirkung von Östrogenen und erhöht so das sexuelle Verlangen.
- *5-Hydroxytryptamin:* verzögert den Orgasmus.

Scheidenpilz hervorruft: Es gibt Frauen, die auf ein bestimmtes Gestagen mit einer Infektion reagieren, während andere gerade dieses gut vertragen. Oft kommt es auch nicht sofort zur Pilzinfektion, sondern erst, wenn die Frau die Pille bereits längere Zeit genommen hat.

Die Pille wegen eines Scheidenpilzes ganz abzusetzen, ist jedoch nicht ratsam. Das bringt nur den Zyklus durcheinander, trägt aber nicht zum Behandlungserfolg bei.

Die üblichen Verdächtigen

Inzwischen weiß man von einer ganzen Reihe anderer Wirkstoffe, dass sie die Sexualität beeinträchtigen können. Bei welchen diese Gefahr besteht und warum, lesen Sie nun.

Hormonell wirksame Arzneimittel

Neben der Pille stehen weitere Präparate mit Einfluss auf den Hormonstoffwechsel auf der »schwarzen Liste«. Dabei spielt stets Testosteron eine Schlüsselrolle. Bekanntermaßen ist dieses Hormon für die sexuelle Erregbarkeit unerlässlich. Einige Medikamente drosseln die Bildung von Testosteron oder blockieren die Wirkung des Hormons – beides lässt die Libido deutlich spürbar absacken.

Arzneimittel, die das männliche Sexhormon in dieser Weise beeinflussen und damit Evas Lust bremsen, sind unter anderem Wirkstoffe gegen Haarausfall und Akne sowie Androgenhemmer, so genannte Antiandrogene. Der weiblichen Libido weiterhin abträglich sind Anabolika. Künstliche Testosteronabkömmlinge, die – leider oft illegal – von Athleten und Bodybuildern geschluckt werden, um Muskelmasse aufzubauen. Auch so einige Leistungssportlerinnen bessern mit Anabolika ihre Wettbewerbsfähigkeit auf. Mit drastischen Folgen, auch und vor allem für die Sexualität: Bekommt der Körper Testosteron von außen verabreicht, stellt er nach einiger Zeit seine eigene Produktion des Hormons ein. Die Quittung dafür ist eine starke Verminderung der Libido.

DIE SCHLIMMSTEN SPIELVERDERBER AUF EINEN BLICK

- Medikamente zur Senkung der Blutfette wie Clofibrinsäurederivate
- Magen-Darm-Mittel wie Cimetidin und Ranitidin
- Antiepileptika wie vor allem Carbamazepin
- Entzündungshemmende Medikamente wie Kortison
- Medikamente zur Entwässerung wie Thiazide und Spironolacton
- Blutdrucksenkende Medikamente wie Beta-Blocker
- Haarwuchsmittel wie Finasterid
- Medikamente gegen Depressionen wie trizyklische Antidepressiva und Serotoninwiederaufnahmehemmer

Medikamente gegen psychische Erkrankungen

Viele Psychopharmaka können über Nervenbotenstoffe sowie über Hormone die Sexualität beeinträchtigen.

Antidepressiva

Diese Arzneimittel greifen regulierend in den Hirnstoffwechsel ein. Sie beeinflussen beispielsweise die Ausschüttung des Glückshormons Serotonin und der Nervenbotenstoffe Noradrenalin, Dopamin und Acetylcholin.

Viele Antidepressiva bewirken, dass sich die Mengen von Serotonin und Noradrenalin im Gehirn erhöhen – ein Ausweg aus dem Stimmungstief. Doch was die Seele erhellt und den Antrieb zurückbringt, verdirbt den Spaß im Bett. Antidepressiva haben einen nachteiligen Einfluss auf die Libido und die genitale Erregung. Die Scheide wird langsamer und weniger feucht, und auch die Fähigkeit zum Orgasmus wird in Mitleidenschaft gezogen.

Muss eine Frau stimmungsaufhellende Medikamente nehmen, heute meist die so genannten Selektiven Serotonin Wiederaufnahmehemmer (SSRI), Lithium und trizyklische Antidepressiva, sind sexuelle Probleme oft programmiert.

Die Medikamente einfach abzusetzen, ist keine Lösung. Schließlich werden sie ja nicht ohne Grund eingenommen. Daher ist die sehr unerwünschte Nebenwirkung leider zu akzeptieren. Auch eine Reduzierung der Dosis bei Antidepressiva ist problematisch. Denn dies kann zu einem Rückfall führen. Dagegen ist eine Medikamentenpause bei SSRI wie Paroxetin und Sertralin eine Alternative: Ein Einnahmestopp von zwei bis drei Tagen, beispielsweise freitags bis sonntags, kann die Nebenwirkungen auf die Libido spürbar mindern. Allerdings nicht bei Fluoxetin, denn dieser Wirkstoff hat eine lange Halbwertszeit. Wenn Sie ihn vorübergehend absetzen, haben Sie davon nicht den erwünschten Effekt. Denn die Wirkung von Fluoxetin hält weiter an, auch wenn Sie es vorübergehend absetzen.

Mitunter hilft eine Umstellung auf ein anderes Präparat. So kann erfahrungsgemäß der Wechsel auf die sehr nebenwirkungsarmen Präparate Mirtazapin und Moclobemid eine Linderung der Beschwerden bringen.

Neuroleptika

Diese Arzneimittel werden zur Behandlung von Schizophrenien und anderen psychischenErkrankungen eingesetzt, die unter anderem durch einen erhöhten Dopaminspiegel verursacht werden. Neuroleptika blockieren die Wirkung von Dopamin. Der Nervenbotenstoff wirkt aber sowohl im Gehirn als auch in den Sexualorganen stimulierend. Wird seine Wirkung blockiert, kann sich das logischerweise negativ auf die Lust auswirken. Darüber hinaus führen Neuroleptika zu einem Anstieg von Prolaktin. Auch dieses Hormon ist der Libido nicht gerade förderlich. Seine Zunahme drosselt das sexuelle Verlangen und kann zudem zum Ausbleiben der Periode führen.

Beruhigungs- und Schlafmittel

Auch sie können die weibliche Libido in den Keller sinken lassen und die sexuelle Erregung nebst Orgasmusfähigkeit stören. Denn diese Medikamente dämpfen die Aktivität: Sie wirken beruhigend, vermindern den Antrieb und machen häufig müde. Dadurch können sie auch die sexuelle Bereitschaft beeinträchtigen. Vor allem bei den Benzodiazepinen Diazepam (kennen Sie als Valium) und Alprazolam treten Libidostörungen und Orgasmusverzögerungen bei bis zu 50 Prozent der Patienten auf.

Antiepileptika

Diese Arzneimittel bremsen die Übererregbarkeit bestimmter Nervenzellen im Gehirn. Dabei können sie allerdings auch jene Nervenbahnen hemmen, die dazu da sind, die sexuellen Reize weiterzuleiten. Die Folge können Orgasmusstörungen und mangelndes Lustempfinden sein. Eines der Antiepileptika, das sehr häufig verordnet wird, ist Carbamazepin. Es verursacht Libidostörungen, da es die Menge des Hormons Prolaktin erhöht. Ebenso steigert Carbamazepin das sexualhormonbindende Globulin (SHBG), was das freie Testosteron vermindert. Denn das SHBG fischt das männliche Sexhormon förmlich aus dem Blut. Mit diesem Weniger an Testosteron wird die Libido zusätzlich gedrosselt.

KEINE GLEICHBERECHTIGUNG IN DER FORSCHUNG

Die meisten Substanzen, die sexuelle Störungen verursachen können, sind für Männer und Frauen gleichermaßen riskant. Untersucht wurden diese unerwünschten Nebenwirkungen bisher jedoch überwiegend bei männlichen Patienten. Dafür, dass nur selten weibliche Testpersonen in klinische Medikamentenstudien aufgenommen werden, gibt es viele Gründe. Einer davon ist, dass sich die Pharmaindustrie damit vor möglichen Regressen bei schwangeren Studienteilnehmerinnen schützt. Zudem kann so auch das Argument entkräftet werden, dass die hormonelle Situation der Frauen Einfluss auf die Wirkung des untersuchten Arzneimittels genommen hat. So scheint es fälschlicherweise, als würden viele Arzneimittel nur die Sexualität des Mannes beeinträchtigen. Mit der Novelle des Arzneimittelgesetzes (AMG) von 2006, nach der pharmazeutische Untersuchungen auch an Frauen erfolgen müssen, wird sich dies nun langsam zum Besseren wenden.

Antipsychotika

Diese Mittel blockieren die Wirkung des Nervenbotenstoffes Dopamin. Zudem erhöhen sie die Ausschüttung des Hormons Prolaktin. Das führt zur Vergrößerung des Busens, zu Unregelmäßigkeiten bei der Menstruation und leider auch zu Störungen der sexuellen Erregung. Aber es gibt Alternativen. Einige der Mittel, atypische Antipsychotika genannt, gehen nicht mit einer Erhöhung von Prolaktin einher: Zum einen Clozapin und zum anderen Olanzapin. Diese Mittel können als Alternative zu anderen Antipsychotika eingesetzt werden.

Arzneimittel gegen Herz- und Kreislaufbeschwerden

Beta-Blocker

Genau genommen heißen sie Beta-Rezeptorenblocker, worin sich auch ihr Effekt ausdrückt. Sie hemmen die an den Herz- und Gefäßwänden liegenden Beta-Rezeptoren: Empfangsstationen für die beiden Hormone Adrenalin und Noradrenalin, die der Körper unter anderem bei Stress vermehrt ausschüttet. Diese Botenstoffe docken an den Beta-Rezeptoren an und aktivieren damit das sympathische Nervensystem. Das kann einen erhöhten Blutdruck und eine zu hohe Herzfrequenz verursachen. Werden die beiden Stresshormone jedoch in ihrem Wirken behindert, indem sie nicht mehr an den Beta-Rezeptoren binden können, werden Blutdruck und Herzschlag wieder normalisiert. Doch was das Herz schützt, hat leider so einige unerwünschte Effekte. Auf der Liste der Nebenwirkungen stehen unter anderem sexuelle Störungen. Denn Beta-Blocker mindern die Libido, weil sie insgesamt dämpfend wirken. Zudem wird vermutet, dass die Herzmedikamente den Testosteronspiegel im Blut senken. Auch das ist der Lust, wie Sie nun wissen, abträglich …

ACE-Hemmer

Diese Stoffe blockieren ein körpereigenes Enzym, das Angiotensin Converting Enzym (ACE). Daher der Name ACE-Hemmer. ACE baut das Hormon Angiotensin I in Angiotensin II um. Wird dies allerdings unterbunden, senken sich Blutdruck und Gefäßwiderstand. Der Grund, weshalb diese Medikamente eine breite Anwendung in der Therapie der Herzschwäche finden. Allerdings ist dies nicht frei von Risiken: ACE-Hemmer entfalten eine Reihe unangenehmer Nebenwirkungen. Unter anderem lösen sie, wenn auch nur selten, sexuelle Störungen aus.

Diuretika

Dabei handelt es sich um harntreibende Mittel, welche die Wasserausscheidung aus dem Körper fördern. Dadurch können ein zu hoher Blutdruck wirksam gesenkt und das Herz entlastet werden. Über den gesteigerten Wasserverlust verringert sich jedoch leider auch die Blutmenge im Körper. Das hat zur Folge, dass die Durchblutung der Scheide und der Klitoris schlechter wird. Beides wirkt sich nachteilig auf das Liebesleben aus. Dazu kommt, dass Diuretika nicht nur Wasser, sondern auch Spurenelemente wie Zink aus dem Köper spülen. Ein Mangel an Zink kann dazu führen, dass Testosteron weniger aktiviert wird. Das Diuretikum Spironolacton geht noch weiter: Es ist ein echter Gegenspieler zu dem Sexualhormon, da es seine Bildung behindert. Damit bewirkt dieses Mittel einen Libidoverlust und Orgasmusstörungen.

Was der Lust erst recht im Weg steht, ist die Kombination von Diuretika mit Beta-Blockern: Im Doppelpack erhöhen sie die Rate an sexuellen Störungen.

Kalziumkanalblocker

Diese Medikamente verhindern den Einstrom von Kalzium in die Muskelzellen. Und damit leider auch die Bereitstellung von Kalzium für sexuelle Prozesse im Körper. Dennoch sind Probleme mit Kalzium-Antagonisten glücklicherweise eher selten.

Alpha-Blocker

Diese Stoffe stimulieren im Gehirn die so genannten Alpha-2-Rezeptoren. Dadurch sinkt die Menge der Botenstoffe Adrenalin und Noradrenalin. In der Folge werden für die sexuelle Erregung wichtige Nervensignale abgeschwächt.

Antiarrhythmika

Sie werden gegen Herzrhythmusstörungen verordnet. Allerdings haben Antiarrhythmika einen ähnlichen chemischen Aufbau wie

Sexualhormone. Deshalb können sie sich leider in unseren Hormonhaushalt einmischen: Bei Patienten, die diese Medikamente nehmen, sinken die Blutspiegel von Testosteron. Und das schadet der Libido.

Medikamente gegen Magen-Darm-Beschwerden

Bei zu viel Säure im Magen helfen so genannte H2-Antihistaminika. Ein Wirkstoff aus dieser Gruppe – das Cimetidin – ist bekannt dafür, ein Gegenspieler von Testosteron zu sein. Diese antiandrogenen Eigenschaften sind dosisabhängig: Je mehr Cimetidin täglich eingenommen wird, desto häufiger sind sexuelle Störungen.

Gegen Erbrechen und Übelkeit werden auch oft Arzneimittel eingesetzt, die den Nervenbotenstoff Dopamin behindern: Sie blockieren die Bindungsstellen für den wichtigen Sexualstoff. Damit verringern sie Libido und Orgasmusfähigkeit.

Arzneimittel gegen Schmerzen und rheumatische Beschwerden

Bei Schmerzen und Entzündungen, die oft bei rheumatischen Erkrankungen auftreten, werden vielfach Kortisone verordnet. Zum Einsatz kommen auch so genannte nicht-steroidale Entzündungshemmer. Beide Medikamente hemmen jedoch die Produktion von Prostaglandinen. Diese sind als Botenstoffe bei Schmerz- und Entzündungsreaktionen, aber auch an der sexuellen Erregung beteiligt. Wird ihre Produktion gehemmt, kann es zu Störungen von Libido und Orgasmus kommen. Kortisonpräparate können darüber hinaus die Freisetzung von Testosteron ins Blut unterdrücken. Auch damit verderben diese Arzneimittel den Spaß an der Lust.

ALLER LUST ANFANG

Die Suche danach, was uns lieben und begehren lässt, war über viele Jahrhunderte hinweg allen voran der Job von Künstlern, Geisteswissenschaftlern und nicht zuletzt auch Psychologen. Inzwischen beschäftigen sich aber auch immer mehr Naturwissenschaftler mit den Phänomenen Lust und Liebe. Und kommen dabei zu anregenden Ergebnissen. Die moderne Sexualforschung fördert so einiges zu Tage, was für Aufklärung sorgt – mitunter auch recht verblüffend und unerwartet.

Endlich betritt die Forschung auch jenes Gebiet, das Sigmund Freud einst den »dunklen Kontinent« nannte: das Terrain der weiblichen Libido. In der Tat ein weites Feld und ein unbekanntes obendrein. Da weitaus komplexer gestrickt als die maskuline, war Evas Lust lange ein Stiefkind des Gelehrtentums.

Nach und nach wird klar, was beim Sex und Orgasmus in ihr und ihm abläuft, warum wir manche Menschen so unwiderstehlich finden, was die erotischen Strippen in uns zieht und welche Hormone ihr und sein Liebesleben bestimmen. Neurowissenschaftler sind zudem erfolgreich jenen Stoffen auf der Spur, die dort ansetzen, wo alle Leidenschaft einsetzt – im Gehirn.

Vorspiel im Kopf

Was sich beim Sex ebenso lustvoll wie gedankenleer in uns abspielt, ist das Ergebnis einer Kaskade von körperlichen und psychischen Reaktionen. Sie alle laufen unbewusst und damit unbemerkt ab – zum Glück, sonst würde das Ganze nur halb so viel Spaß machen.

Lust entsteht nicht aus »irgendeiner inneren Stimmung« heraus. Was die Lawine ins Rollen bringt, ist eine Komposition von Prozessen, die gute Feinabstimmung beim Einzelnen und zwischen den Partnern erfordert. Damit es überhaupt zu Sex kommen kann, muss auf eine Vielzahl innerer und äußerer Reize reagiert werden. Schließlich wird unser sexuelles Verhalten von einem sensiblen Zusammenspiel zwischen Hormonen und Nervenbotenstoffen gesteuert.

Klingt kompliziert … Ist es auch. Beginnen wir deshalb ganz einfach der Reihe nach. Nämlich im Kopf. Denn unser wichtigstes Geschlechtsorgan liegt nicht zwischen den Schenkeln, sondern im Schädel: Mit einem Netzwerk von 100 Milliarden Nervenzellen ausgestattet, steuert das Gehirn sexuelle Erregung und Verhalten. Potenziell erotische Reize treffen hier über die Sinnesorgane ein und aktivieren Programme, die wiederum die Bildung von Hormonen ankurbeln: Zwischen Zigtausenden von Nervenzellen laufen unentwegt diverse Informationen zu den potenziellen Sexualpartnern über den Ticker. Die Lust-Zentrale im Kopf ist sogar dazu fähig, auch ohne Zutun äußerer Reize erotische Reaktionen auszulösen. Sex hausgemacht …

Erotik fängt in den grauen Zellen an

Tristan und Isolde. Romeo und Julia. James Bond und seine Girls. Wie so unendlich viele andere Paare setzten sie ihr Leben aufs Spiel, brachen Regeln und Gesetze oder vermasselten beinahe die Rettung der Welt. Weil sie wider aller Vernunft nicht voneinander lassen konnten, denn die erotische Anziehung war stets stärker – die allbekannte magnetische Kraft der Sexualität. Was macht sie so unwiderstehlich? Und, woher kommt sie?

Alles Begehren entsteht im Kopf. Auch wenn eine Redensart suggeriert, der sexuell erregte Mann denke mit dem einschlägigen Organ: Das Gehirn bestimmt, wen und was wir sexuell erregend finden. Hirnforscher haben die Schaltzentrale der Lust im Hypothalamus geortet. Sie erinnern sich: Dieser Teil des Gehirns stellt die Verbindung zwischen unserem Denkorgan und dem restlichen Körper her.

Der Dirigent der Lust

Der Hypothalamus liegt im unteren Bereich des Zwischenhirns, ist etwa 15 Gramm schwer und so klein wie ein 5-Cent-Stück. Er ist das wichtigste Kontrollzentrum für unsere Basisfunktionen: Er hält die Körpertemperatur konstant, regelt die Nahrungsaufnahme und bestimmt, wann wir schlafen und wann wir wach sind. Und nicht zuletzt steuert und kontrolliert er unser Liebesleben: Zwischen der Bewertung eines sexuellen Reizes und dem Aktivieren des entsprechenden erotischen Verhaltens ist ein recht kühl kalkulierender Gefühlsmanager geschaltet, der zahlreiche Melodien in uns zum Klingen bringen kann – oder auch nicht. Er wägt Nutzen und Kosten, Belohnung und Risiken gegeneinander ab. Erst wenn das Unternehmen lohnenswert erscheint, schalten die Systeme auf »Start«.

Neben allen diesen Aufgaben hat der Hypothalamus auch noch den Vorsitz des Hormonsystems inne: Er reguliert, wann welche Menge eines Hormons gebildet wird. Dafür besitzt er zahlreiche Nervenzellen, die mit Andockstationen für die körpereigenen Botenstoffe gespickt sind. Besonders viele dieser so genannten Rezeptoren gibt es für die Sexualhormone: Grundlage für jegliche erotische Regung. Denn so können die männlichen wie weiblichen Boten der Lust auf den Hypothalamus zurückwirken und in ständigem Austausch mit ihm stehen. Jüngsten Forschungen zufolge sind bestimmte Regionen der Sex-Zentrale für spezielle Aspekte der Lust zuständig. Bei Männern ist beispielsweise das so genannte mediale präoptische Areal entscheidend für das sexuelle Begehren. Offensichtlich registriert dieses Nervenbündel erotische Reize, die von potenziellen Partnern ausgehen, und setzt sie in Botschaften an andere Regionen unter der Schädeldecke um. Der Hirnstamm gibt den Befehl zur Erektion und der wird durch das Rückenmark hinab zum Penis geleitet. Im weiblichen Liebesleben hat dagegen eine andere Region das Sagen: Im Hypothalamus von Frauen spielt der so genannte ventromediale Kern die Schlüsselrolle. Er ist Sitz der weiblichen Libido. Unter dem Einfluss von Östrogen macht dieser Bereich empfänglich für erotische Annäherungen. In Momenten der Erregung fließt dann mehr Blut in die Geschlechtsorgane und lässt die Klitoris anschwellen. Nicht der einzige Unterschied zwischen den Geschlechtern beim Vorspiel im Kopf: Im Gegensatz zu Männern nutzen Frauen beim Sex mehr Hirnregionen. Soll heißen, in weiblichen Köpfen zündet der erotische Funken gleich an mehreren Stellen.

ENDLOSLUST

Männer, allseits bekannt, kommen schneller zur Sache. So fix wie es davor geht, so lange dauert es danach. Nach dem Orgasmus haben Männer eine Phase, in der sie vorübergehend nicht sexuell ansprechbar, soll heißen, zu stimulieren sind. Diese so genannte Refraktärphase gibt es bei Frauen kaum bis gar nicht. Das ermöglicht es ihnen, mehrfach hintereinander zum Höhepunkt zu kommen. Diese multiplen Orgasmen sind also eine rein feminine Spezialität. Oder sollen wir sie ein Geschenk von Mutter Natur nennen ...?

Sex im Kernspin

Die erstaunlichsten Einblicke in das Zentrum der Begierde verdanken wir moderner Medizintechnik: Mit immer besseren Methoden arbeiten Hirnforscher weltweit an der Entschlüsselung der Lust. So ermöglichen Neuro-Imaging-Verfahren, wie unter anderem die Kernspin-Tomographie, einen Echtzeitblick auf die Prozesse im Gehirn. Auf diese Weise lassen sich Gehirnregionen lokalisieren, die bei sexueller Erregung und beim Orgasmus besonders aktiv sind. Damit kann nach und nach eine Art sexuelle Referenz-Landkarte vom Gehirn erstellt werden. Aus dieser geht hervor, welche Regionen für die Lust an der Lust verantwortlich sind.Um die Probe aufs Exempel zu stellen, bedarf es freilich männlicher wie weiblicher Testpersonen. Sie legen sich in die Röhre und dürfen hier nach Lust und Laune masturbieren – im Dienste der Wissenschaft, versteht sich.

Unser »versextes« Nervensystem

Auch wenn der Startschuss im Gehirn abgefeuert wird: Sexualität spielt sich nicht nur in einigen eingegrenzten Arealen unseres Oberstübchens ab. Natürlich sind auch andere Systeme des Körpers an der schönsten Nebensache der Welt beteiligt. Neben den Hormonen reden auch die Nerven ein deutliches Wort bei unseren sexuellen Reaktionen mit.

Dank enormer Fortschritte in der Erforschung des Hormonsystems wissen wir heute, dass Geschlechtshormone bestimmte Nervenzellen im Gehirn direkt beeinflussen und so unmittelbar erotische Impulse auslösen können. Aber auch von den Geschlechtsorganen selbst gehen solche Reize aus. Denn sowohl bei Männern als auch bei Frauen sind die Geschlechtsorgane dicht an dicht mit feinen Nervenendigungen bestückt. Manche von ihnen reagieren bereits auf federleichte Berührung, andere erst auf festeren Druck. Jeder dieser Nerven leitet während des Liebesspiels zahllose Reize zum Gehirn weiter – die Lustzentren bekommen also ständig Input von den Geschlechtsorganen. Sie werden darauf entsprechend aktiv, was wiederum in den Genitalien wirksam ist. So haben Gehirn und Geschlechtsorgane gewissermaßen eine Art Standleitung, über die sie in ständigem Kontakt zueinander stehen und Informationen austauschen.

Angesichts dieser Zusammenhänge spricht die Forschung nicht von ungefähr davon, dass unser gesamtes Nerven- und Hormonsystem gewissermaßen »versext« ist. Dabei kommt auch Nervenbotenstoffen eine wichtige Bedeutung zu. Sie transportieren binnen Sekundenbruchteilen Informationen über sexuelle Reize an die entsprechenden Empfänger. Die Hauptdarsteller sind dabei Dopamin, Noradrenalin und Serotonin – die wichtigsten Kuriere der Lust (s. S. 136). Diese drei Botenstoffe sind auch daran beteiligt, wenn wir uns über beide Ohren verliebt fühlen und total verrückt nach dem anderen sind: Dann schüttet das Gehirn viel Dopamin und Noradrenalin, aber weniger Serotonin aus. Die Gehirn-Chemie frisch Verliebter ist damit, zumindest zeitweise, im Ausnahmezustand …

Nicht zu vergessen im Kanon der Lustboten sind die beiden Hormone Prolaktin und Oxytocin. Letzteres ist essenziell für partnerschaftliche Bindung, Fürsorge und soziales Verhalten zuständig. Auch Kuschelhormon genannt, spielt es eine entscheidende Rolle für Nähe, Intimität und zärtliche Berührung (s. S. 134).

Das Hormon Prolaktin hat sich inzwischen als Orgasmusmarker etabliert: Nach dem Höhepunkt schnellt seine Konzentration im Blut deutlich in die Höhe – bei Männern wie Frauen. Das Hormon ist damit das bislang einzig bekannte Indiz dafür, dass sie einen Orgasmus hatten. Sollte also irgendwann der Prolaktin-Test für den Hausgebrauch kommen, ist Schluss mit vorgetäuschten sexuellen Höhenflügen …

Wissenschaftler gehen davon aus, dass der Prolaktin-Schub eine wichtige Rolle dabei spielt, dass uns der Orgasmus zufrieden und sexuell satt macht. Zudem sorgt der Prolaktinanstieg bei Frauen nach dem Höhepunkt für die nötigen Bedingungen, um eine erfolgreiche Empfängnis zu ermöglichen.

Allerdings wirkt sich Prolaktin auf Dauer eher bremsend auf die Libido aus. Schwimmt zuviel davon im Blut, sinken die Testosteronwerte und infolgedessen kann es zu Störungen des erotischen Verlangens kommen. Wie sich zeigte, haben schon geringe Änderungen im Gehalt an Prolaktin große Auswirkungen auf Lust und sexuelles Verhalten.

HEMMUNGSLOS

Am Kinsey-Institut, bekannt durch den gleichnamigen Sex-Report, geht man heute von einer »dualen Kontrolle« unserer Lust aus. Laut den US-Forschern gibt es ein hemmendes und ein erregendes System, die entweder grünes oder rotes Licht für Sex geben. Wie wir auf sexuelle Stimulierung reagieren, hängt von der Balance dieser beiden Systeme ab: Dominiert das hemmende, wird die Lust ausgebremst. Überwiegt das aktivierende System, steht dem Spaß nichts im Wege.

Dabei wird jedoch sehr genau geprüft. Wir verfügen über differenzierte Kontrollmechanismen, um Schaden vom Einzelnen wie auch von der Gemeinschaft abzuwenden. Denn würden bei entsprechender Stimulation unzensiert sexuelle Verhaltensweisen ablaufen, wäre das für uns einigermaßen problematisch. Oder wie würden Sie es finden, wenn ein vollkommen Unbekannter ohne Hemmungen Sie sofort befummeln möchte, einfach weil Sie ihn erotisch erregen?

Fenster zur Welt

Unsere Sinnesorgane spielen beim Sex ebenso eine bedeutende Rolle. Schließlich empfangen wir über Augen, Nase, Zunge, Ohren und vor allem auch über die Haut erotische Signale. Sie sind die Pforten für sexuelle Reize von außen.

Inzwischen hat die Wissenschaft herausgefunden, dass die Geschlechtshormone einen entscheidenden Einfluss auf die sinnlichen Empfangsorgane haben: Denn sie übermitteln die grundlegenden Informationen, die in Verbindung mit anderen intimen Botschaften zur sexuellen Erregbarkeit beitragen.

Riechen

Dank unseres Geruchssinns empfangen wir chemisch verschlüsselte Nachrichten aus der Umgebung. Gerüche, ob angenehme oder nicht, haben einen direkten Draht zum zentralen Nervensystem und zum Gehirn (s.S. 121). Die Riechschleimhaut enthält zahlreiche Nervenzellen, die auf das Empfangen und Weiterleiten von olfaktorischen, sprich riechbaren, Informationen spezialisiert sind – dabei reden Östrogene und Androgene ein wichtiges Wörtchen mit. So verändert sich die Sensibilität unseres Riechorgans unter dem Einfluss der Sexhormone in der Pubertät. Frauen, die zu wenige Östrogene haben, riechen deutlich schlechter als andere. Das kann dazu beitragen, dass die Libido nachlässt. Ebenso haben Forscher entdeckt, dass Östrogenmangel sich nachteilig auf die Fähigkeit auswirkt, Pheromone und deren Botschaften (s.S. 124) zu empfangen.

Hormonabhängige Schwankungen des Geruchssinns haben also großen Einfluss auf die Libido, besonders bei Frauen. Ebenso bleibt es auch nicht ohne Folgen, wenn Frauen weniger Pheromone bilden, die sexuell anregende Botschaften vermitteln.

Sehen

Ein weiterer mächtiger Sexsinn, besonders bei Männern: Die Optik spielt eine tragende Rolle auf der Bühne von Lust und Leidenschaft. Über die Augen nehmen wir grundlegend wichtige Informationen über den Partner auf, in der Regel sind es die ersten. Und bekanntlich ist der erste Eindruck meist entscheidend ...

Auch unser Sehsinn wird von Hormonen beeinflusst, vor allem von Östrogenen. Stehen davon zu wenig zur Verfügung, leidet die Sehkraft. Und mit ihr die Libido.

Fühlen

Sexuelle Kommunikation wäre unmöglich ohne die zigtausend winzigen Nervenendigungen auf unserer Hautoberfläche. Welche herausragende Bedeutung die Haut für unsere Beziehungen und partnerschaftlichen Bindungen spielt, ist uns meist nicht bewusst. Denn was von Haut zu Haut abläuft, geschieht ohne unser Zutun und ohne unser Wissen. Nichtsdestotrotz ist unser größtes Organ auch ein Geschlechtsorgan. Das, wie es sich als solches gehört, auch unter dem Einfluss von Sexualhormonen steht. Und nicht zu vergessen, von Oxytocin, dem Kuschelhormon. Es ist offensichtlich der Schlüssel für den Austausch lust- und liebevoller Botschaften mit Fingerspitzen, Schenkeln, Brüsten und und und ... Berührungen gehören neben Geschmack und Geruch zu den wichtigsten Drahtziehern für die weibliche Libido: Über diese drei Systeme treffen jene Reize für das Liebesspiel ein, auf die Frauen am meisten anspringen.

Schmecken

Wie eben schon angedeutet: Der Geschmack ist ein weiterer wichtiger Zündfunke für die Lust. Ganz besonders für ihre. Bei Frauen kann Schmecken erotisch noch wirksamer sein als bei Männern. Was ihr gut und reizvoll schmeckt, lässt schnell das Wasser im Mund zusammenlaufen: Der Speichelfluss ist während sexueller

Erregung tatsächlich größer als sonst. Ein Effekt, der – wie Sie sicherlich auch schon ahnen – auf die Geschlechtshormone zurückgeht. Stimmt, und zwar vor allem auf die Östrogene.

Hören

Über die Ohren empfangen wir ebenso erotische Reize, wenn auch schwächere als über die anderen Sinnesorgane. Dennoch, es gibt bekanntlich Stimmen, die uns erregen und das Herz flugs höher schlagen lassen. Das können auch durchaus Stimmen sein, deren »Besitzer« wir gar nicht kennen oder nicht sehen – wie beispielsweise am Telefon. Oder aber der Radiomoderator macht Sie irgendwie an … Dann stimmen offenbar die emotionalen Schwingungen. Jenes Vibrieren, das allen Stimmen zu eigen ist und das für den »Gefühlston« sorgt. Er ist es, der uns Stimmen lieben lässt und in Sekundenschnelle erotische Bedürfnisse wecken kann.

SCHARF IM SCHLAF

Sexträume haben sowohl Männer als auch Frauen. Wie es dabei allerdings zur Sache geht, ist zwischen den Geschlechtern recht unterschiedlich. Bei der US-Fachkonferenz »Sleep 2007« stellten Forscher der Universität Montreal die Auswertung der Traumbücher von 3500 Männern und Frauen vor: Ganz oben in der Rangliste stehen bei Männern wie Frauen Geschlechtsverkehr, gefolgt von sexuellen Angeboten, Küssen und Masturbation. Während in den Träumen der Frauen auch andere Charaktere einen Höhepunkt erlebten, war dies bei Männern nie der Fall. Aktuelle oder vergangene Lebenspartner spielten in einem Viertel aller Sexträume von Frauen eine Rolle, bei Männern waren es nur 14 Prozent. Frauen berichteten auch doppelt so oft von sexuellen Aktionen mit Prominenten als Männer. Die träumen dafür viel häufiger von Sex mit mehreren Partnern.

Was uns anmacht

Lust hat ihr ganz spezielles Rezept – deren Alchemie ihr wohl noch lange nicht zu entlocken sein wird. Klar ist aber schon einmal, dass es sich dabei um eine explosive Mixtur aus Sinnesreizen, Hormonen und Nervenbotenstoffen handelt. Diese Zutaten sorgen dafür, dass der zündende Funke der Erotik entfacht wird.

Natürlich helfen auch erotische Phantasien, optische Reize und lustvolle Streicheleinheiten mit, dass die Sexzentren im Gehirn auf Hochtouren laufen. Ganz besonders wirksam sind aber die Signale, die wir über die Nase empfangen. Sie stehen ganz oben auf der Liste dessen, was uns scharf macht. Deshalb wollen wir sie noch einmal etwas genauer betrachten.

Lust geht durch die Nase

Obwohl der Geruchssinn beim Homo sapiens im Vergleich zu anderen Säugetieren recht schwach entwickelt ist, zeigt er auch bei uns enorme Wirkung. Gerüche zielen treffsicher mitten in das Zentrum unserer Instinkte. Ohne vorherige Zensur durch Bewusstsein und Intellekt – der direkte Draht zur Gefühlswelt. Noch bevor ein Geruch bewusst als solcher wahrgenommen wird, hat er bereits die tiefsten Bewusstseinsschichten erreicht und dort seine Botschaft überbracht. Denn Duftreize gelangen via Riechschleimhaut der Nase unmittelbar zum limbischen System. Diese zentrale Schaltstelle des Gehirns ist eng mit dem Unterbewusstsein gekoppelt und bestimmt über lebenswichtige Instinkte: Hunger, Durst und Müdigkeit sowie auch und vor allem über das sexuelle Verhalten. Dass die wichtigsten Instinkte mit dem Geruchssinn zusammenhängen, zeigt unter anderem die Tatsache, dass dessen Empfindsamkeit abhängig vom jeweiligen Sättigungszustand des Betreffenden ist. Wer hungrig ist, riecht deutlich besser, als wenn er gerade gegessen hat. Was in gleicher Weise auch für den Sex zutrifft: Vor dem Geschlechtsverkehr ist das Geruchsempfinden stärker als danach.

DER DUFT DER FRAUEN

An Belegen für Verführungskünste, die durch die Nase gehen, mangelte es im Laufe der Epochen wahrlich nicht. Besonders versiert in diesen Dingen waren – das liegt nahe – Kurtisanen und Mätressen. Eine sehr berühmte dieser Zunft, die im 5. Jahrhundert vor Christus in Athen wirkte, hielt ihre Berufserfahrungen schriftlich fest. Was Gerüche anbelangt, ist in den *Weisheiten der Aspasia* unter anderem zu lesen: »Im Übrigen darf man mit Waschungen nicht übertreiben. Denn ganz und gar geruchlos zu sein, beeinträchtigt die Verführungskraft.«

Auch Kleopatra war mit nasalen Reizen bestens vertraut. Die Segel des goldenen Schiffes, auf dem sie Marcus Antonius entgegenfuhr, sollen mit Öl von Damaszenerrosen getränkt gewesen sein. Kraft ihres intensiven Duftes machte dies, zeitgenössischen Berichten zufolge, gar »den Wind liebestrunken«.

Sybille von Neitschütz (1675–1694), Mätresse von Johann Georg IV. von Sachsen, hielt ihren kurfürstlichen Liebhaber wiederum durch einen ganz besonders delikaten Kunstkniff bei der Stange. Sie trug stets zwei Stofflappen in ihrem Unterrock, »deren eines von des Fräuleins Hemde, darin sie menstruo laboriert, das andere aber Kurfürstliche Durchlaucht beschwitzt« hatte. Das tat seine Wirkung: der sächsische Kurfürst war seiner Sybille rettungslos verfallen.

Von Napoleon ist uns die Anekdote überliefert, dass er seiner Gattin Joséphine kurz vor der Ankunft vom Schlachtfeld die Bitte übermitteln ließ, sie solle sich nun ab sofort nicht mehr waschen, da er in einigen Tagen bei ihr eintreffe.

Das sollten Sie sich übrigens auch zu Herzen nehmen. Körpergerüche können durchaus antörnen – mehr als Frau meinen möchte. Die wenigsten Männer brauchen hygienischen Frischeduft zwischen ihren Schenkeln. Intimwaschlotionen und dergleichen mögen Ihnen das Gefühl gepflegter Sauberkeit vermitteln. Doch sexy sind sie keineswegs und obendrein noch ungesund. Sparen Sie sich also beim nächsten Mal den Gang davor ins Bad und fallen lieber gleich ins Bett oder sonstwo übereinander her.

Das »sexste« Sinnesorgan

Dass der erotische Funke zünden kann, ist weniger dem Geruchssinn, sondern vielmehr einem kleinen Sensor am Eingang der Nasenhöhle zu verdanken: dem vomeronasalen Organ (VNO). Eingebettet in der Riechschleimhaut der vorderen Nasenscheidewand dient der winzige Blindschlauch als Empfänger für die Lockstoffe. Im Elektronenmikroskop unter die Lupe genommen, entpuppt sich das VNO als voll funktionsfähiges Sinnesorgan. Mittlerweile ist erwiesen, dass Pheromone das vomeronasale Organ beim Menschen tatsächlich stimulieren können.

Die Impulse der Luststoffe werden vom VNO binnen zehntausendstel Sekunden über Nervenverbindungen zum Hypothalamus weitergereicht. Von dort werden sie ins Gehirn weitergeleitet, wo die erotisierenden Nachrichten verarbeitet und die sexuelle Aktivität angeregt werden. Eine ganze Reihe von Indizien spricht also dafür, dass unser »sexster« Sinn in der Nase sitzt …

Pheromone: Zeichen setzen und empfangen

Pheromone, intime Duft-Cocktails, haben einen enormen Einfluss auf unsere Empfindungen: Die unsichtbaren Kuppler locken in der Tierwelt und verführen auch uns Menschen. Sie bestimmen, wer uns sympathisch ist und wen wir sexuell attraktiv finden. Von der Pubertät an senden wir die erotischen Signale über unseren Schweiß, allen voran aus Achselhöhlen und Genitalbereich. Über 50 Pheromone wurden bislang beim Menschen entdeckt, die sexuell animieren – sei es zu Großtaten oder kurzweiligen Gefühlswallungen. Beispielsweise die Kopuline, die sich im Sekret der Vagina tummeln und die männliche Libido ankurbeln. Androstenone hingegen fördern die weibliche Bereitschaft zum Sex: Auf damit besprühte Stühle eines Wartezimmers setzten sich deutlich mehr Frauen als Männer. Weiterhin zeigte sich, dass Androstenone bei Frauen die Stimmungslage bessern und die körperliche Erregung steigern. Im Orchester der Lockstoffe spielen auch der Testosteron-Abkömmling AND sowie das Steroid EST, das Ähnlichkeit zum Östrogen besitzt. Ersteres wurde unter anderem im Schweiß von Männern nachgewiesen, Letzteres im Urin von Frauen. Ein Forscherteam der Universität Stockholm konnte zeigen, dass die beiden Stoffe so etwas wie eine »Kennung« für mögliche Sexualpartner darstellen: Riechen Frauen an AND, führt das zur Aktivierung der Sex-Zentren im Hypothalamus. Hält man Frauen hingegen EST unter die Nase, schweigen die entsprechenden Nervenzellen. Bei Männern ist es genau umgekehrt: Sie sprechen auf EST an, nicht aber auf AND. Homosexuelle Männer reagieren interessanterweise wie Frauen. Die von EST und AND vermittelten Signale funktionieren also unabhängig davon, ob man weiblich oder männlich ist.

ROLLENWECHSEL

Forscher haben das vomeronasale Organ in der Nase weiblicher Mäuse stillgelegt – und schon verhielten sich diese genau wie Mäusemännchen. Sie zeigten das gleiche Paarungsverhalten und vernachlässigten ihre Jungen. Schon früher wurde beobachtet, dass Mäusemännchen, bei denen die Sinneszellen in der Nase ausgeschaltet waren, sowohl mit weiblichen als auch mit männlichen Käfignachbarn balzten. Sie verhielten sich also ebenso wie diese Mäusedamen.
Normalerweise unterdrückt das vomeronasale Organ bei Weibchen die Schaltkreise, die für männliches Verhalten zuständig sind. Kann es bestimmte Duftstoffe aber nicht wie gewohnt weiterleiten, verhält sich das weibliche Tier typisch männlich und kann darüber hinaus nicht unterscheiden, ob sein Partner ein Männchen oder ein Weibchen ist.

Sex-Appeal aus dem Flakon?

Ein Duft, der maximale sexuelle Attraktion verleiht – ein alter Traum. So macht sich die Parfümindustrie mit den Erkenntnissen über Pheromone eifrig ans Werk: Im Labor gewonnene menschliche Lockstoffe für den Sex-Appeal zum Auftragen. Erste Kreationen finden sich bereits, zu horrenden Preisen versteht sich, auf dem Markt. Was Experten von Pheromon-Parfüms halten, ist mit einem Wort gesagt: nichts. Deren Wirksamkeit entbehre jeder Grundlage und sei wenn, dann allenfalls in der Kraft der Suggestion begründet.

It started with a kiss ...

Kokett, hingehaucht, zärtlich, leidenschaftlich und meist schlicht unvergesslich: Küsse sind der Inbegriff und meist auch der Startschuss für die Liebe. Doch wer denkt beim Herumknutschen schon an Serotonin, Phenylethylamin oder gar Adenosintriphosphat? Und wie viele Verliebte ahnen, dass Küsse gesund sind und attraktiv machen?

Nun hat die Menschheit sicherlich von Urzeiten an geknutscht. Schließlich hebt schon in der Bibel das »Hohelied« Salomons mit einer leidenschaftlichen Aufforderung zum Küssen an, wie auch der römische Dichter Ovid das korrekte Vorgehen in seiner *Liebeskunst* beschreibt. Doch die Chemie des Kusses und das darauf folgende Hormonfeuerwerk im Körper begann die Wissenschaft erst vor rund 30 Jahren zu entschlüsseln.

Inzwischen hat die Kuss-Forschung einiges herausgefunden. Beispielsweise, warum uns Küssen in jeder Hinsicht so auf Touren bringt. Zunächst bewirkt es die Ausschüttung des Glückshormons Serotonin und macht uns gelöst und ausgeglichen. Parallel schießt Amor seinen Pfeil ab, der mit dem Verliebtheitshormon Phenylethylamin getränkt ist. Dieser löst beim Getroffenen ein erotisches Hochgefühl aus, deutlich spürbar an Herzklopfen und Flugzeugen im Bauch. Die ebenso kräftig angekurbelte Produktion des Zell-Treibstoffs Adenosintriphosphat (ATP) sorgt für den letzten Kick: Das Herz pocht schneller, der Pulsschlag verdoppelt sich, die Haut wird besser durchblutet, die Körpertemperatur steigt, eimerweise Hormone werden ausgeschüttet. Küssen ist wie eine Energiespritze, die das Immunsystem stärkt und Stress abbaut.

Nebenbei trainiert voller Kusseinsatz bis zu 38 Muskeln. Das strafft die Gesichtskonturen und mindert damit Falten. Der vermehrte Speichelfluss beugt außerdem Säureschäden an den Zähnen vor. Nicht zuletzt ist Küssen eine romantische Schluckimpfung: Bis zu 40 000 Bakterien wechseln dabei ihre Besitzer.

Auf Lippenbekenntnisse zu setzen, hilft auch im Alltag enorm. US-Studien zeigten, dass Menschen, die sich morgens mit einem Schmatz von ihren Liebsten verabschieden, beruflich erfolgreicher sind, weniger Unfälle bauen und seltener zum Arzt gehen.

Woher aber kommt Küssen eigentlich? Verhaltensforscher sehen den Ursprung in der Brutpflege: Küssen ist gleich Füttern. Psychologen führen die Lust am Küssen entsprechend auf das Saugen des Babys an der Mutterbrust zurück. Zudem, so ihre Vermutung, küssen Frauen zu Beginn vor allem, um das Gegenüber als möglichen Partner zu testen. Später dient Küssen dazu, um die Intimität aufrechtzuerhalten und den Status der Beziehung abzuklären. Kurz mal schauen, wie groß Liebe und Reiz noch sind ... In Langzeitbeziehungen stufen Frauen deshalb Küssen auch wichtiger ein als Männer: Ein entscheidender Mechanismus der Bindung an den Partner, grundsätzlich wichtig für eine Beziehung.

Übrigens dauerte der längste Kuss der Welt knapp 31 Stunden. Dafür gab's dann auch einen Eintrag ins *Guinness-Buch der Rekorde*.

Lippengröße: Schlüssel der sexuellen Attraktivität

Bei Frauen sorgen größere Lippen dafür, dass ihre Attraktivität steigt. Umgekehrt gilt das allerdings nicht. Männer lieben volle Lippen bei Frauen, aber volllippige Männer sind nicht notwendigerweise auch die garantierten Gewinner bei den Frauen. Sie suchen bei Männern vielmehr eine Kombination aus Sinnlichkeit und Rauheit. Mit anderen Worten müssen männliche Lippen den Eindruck von Männlichkeit unterstreichen.

Was Männer wissen sollten: Wenn Frauen Lippen verkrampfen, signalisieren sie bewusst oder unbewusst, dass sie sexuell nicht interessiert sind. Auch eng nach oben gezogene Lippen sind kein gutes Zeichen. Endgültige Klarheit bringt dann Küssen. Denn

Lippen sind Berührungssensoren: Sie senden Botschaften an das Gehirn. Damit ist ganz schnell klar, ob es sich um ein freundschaftliches Küsschen oder den Kuss eines Liebenden handelt.

WIE IST IHR BMI?

Wenn eine Frau das zu ihrer Größe passende Gewicht zu haben scheint, wirkt sie attraktiv. Eine kurvenreiche Figur ist dagegen weniger wichtig, fanden britische Forscher heraus. Sie testeten an Männern, ob das Verhältnis von Hüft- zu Taillenumfang oder der so genannte Body Mass Index (BMI) entscheidender ist. Gewinner war der BMI, der das Verhältnis der Körpergröße zum Gewicht wiedergibt. Das sagt bei einer erwachsenen Frau auch unmittelbar etwas über ihre Gesundheit und damit über ihre Fortpflanzungsfähigkeit aus. Auf der Suche nach der geeigneten Partnerin ist dies ja schließlich nicht unerheblich ...

Die Stoffe, aus denen die Lust ist

Die »hausgemachten« Stoffe der Leidenschaft, wie unter anderem Hormone und Nervenbotenstoffe, sind die wirksamsten Aphrodisiaka. Zu Molekülen verschmolzen kursieren sie durch den Körper und haben einen entscheidenden Einfluss auf unser sexuelles Verhalten: Sie steigern die Lust und sorgen zudem dafür, dass erotische Botschaften ankommen und wirksam werden können.

Das Interesse der Pioniere der Sexualforschung – Masters, Johnson und Kollegen – konzentrierte sich noch überwiegend auf die Hormone Testosteron und Östrogen. Inzwischen ist die Palette der körpereigenen Luststoffe um einiges breiter geworden.

Zu den alten Bekannten gesellten sich Nervenbotenstoffe, Pheromone und körpereigene Amphetamine.

Als sich schließlich herausstellte, dass unsere Nervenzellen eigene Rezeptoren für Endorphine und Hormone besitzen, setzte eine Flut von Entdeckungen ein. So beispielsweise, dass Testosteron und Östrogen nicht nur allein auf die Geschlechtsorgane, sondern auch unmittelbar auf das Gehirn Einfluss nehmen. Gleiches ergab sich im Zuge weiterer Forschungen für zahlreiche andere Botenstoffe des Körpers.

Das Konzert der Hormone

Hormone als die Gesandten des Organismus übermitteln Botschaften, die bei den Empfängern bestimmte Reaktionen auslösen. Auf diese Weise koordinieren die Botenstoffe zahllose Körperfunktionen und beeinflussen auch Emotionen und sexuelles Verhalten.

Hormone sind damit auch die Zeremonienmeister der Erotik: Sie geben das Protokoll aus, nachdem das multiple Geschehen in den Geschlechtsorganen seinen Lauf nimmt. Denn hier herrscht rege Betriebsamkeit. Da reifen, springen und wandern Eizellen, klettern Samenzellen Kanäle hinauf und hinunter, treffen Eier mit befruchtungswilligen Spermien zusammen und alles nicht etwa chaotisch durcheinander, sondern präzise und ausgeklügelt gesteuert.

Gebildet und freigesetzt werden Hormone von den endokrinen Drüsen, von wo aus sie via Blutkreislauf durch den Organismus zirkulieren, um ihre Nachricht weiterzuleiten. Dies geschieht allerdings nicht wahllos, denn die Empfänger sprechen nur auf »ihren« speziellen Kurier an. Ist es der falsche, bleibt die Botschaft ohne Wirkung.

Wo die Fäden zusammenlaufen

Dafür, dass der Hormonhaushalt nicht aus der Balance gerät, sorgt wieder einmal der im Zwischenhirn gelegene Hypothalamus. Über hoch sensible Hormonfühler registriert er Überschüsse oder Mängel an bestimmten Hormonen und sendet den Befehl, die Produktion zu drosseln oder aber anzukurbeln. Der Hormonhaushalt wird ebenso von Reizen aus der Umwelt sowie von Emotionen beeinflusst. Bereits geringe Veränderungen der Lebenssituation, Ernährung und des Gesundheitszustandes sowie vor allem Stress schlagen sich im fein aufeinander abgestimmten Spiel der Hormone nieder. Stress als Symptom unserer Zeit und Auslöser zahlreicher körperlicher Erkrankungen ist vielfach auch die Ursache nachlassender Libido. Denn um die an ihn gestellten Anforderungen zu bewältigen, schüttet der Körper hohe Mengen an so genannten Stresshormonen, allen voran Adrenalin, aus. Infolgedessen kippt das Gleichgewicht, der Hypothalamus bremst die Bildung der Sexualhormone und zugleich schwindet die Lust. Nicht zuletzt deshalb, weil anhaltender Stress, wie Studien belegen, den Luststoff Testosteron reduzieren kann.

Die Quelle der Leidenschaft

Testosteron ist die wichtigste Triebfeder der Lust – bei Männern wie bei Frauen. Das vermeintlich »maskuline« Hormon besitzt einen enormen Stellenwert für die weibliche Libido, deutlich höher als das »feminine« Östrogen. Das männliche Geschlechtshormon ist in gewisser Hinsicht der Draufgänger, der sexuelle Bereitschaft und Verlangen erhöht, der Lust auf Neues und Unbekanntes weckt, zu Affären und Abenteuern animiert und erotische Phantasien herbeizaubert. Entsprechend ist Testosteron nicht der Stoff für emotionale Nähe und Bindung, sondern bewirkt genau das Gegenteil: Lust auf Sex pur, unverbindlich und ohne weitere Ansprüche. Androgene, besonders Testosteron, beeinflussen auch die weibliche Gefühlswelt: Das Wohlbefinden hängt stark mit dem Gehalt an diesem Hormon zusammen. Denn es hat eine ausgesprochen gute Wirkung auf die Stimmung: Das Risiko für Depressionen ist signifikant mit dem Plasmaspiegel an freiem Testosteron verbunden. Daher können Schwankungen des Testosteronspiegels während des monatlichen Zyklus auch die Gefühls- und Verhaltensänderungen im Rahmen der Periode erklären.

Zudem macht der Luststoff selbstbewusst und durchsetzungsfähig, erhöht Gehirnleistung, stärkt Gedächtnis und Konzentrationsvermögen. Testosteron ist auch für unsere aggressive Seite zuständig: Es erhöht die Risikobereitschaft und Verteidigungskraft, fördert aber auch Reizbarkeit und Angriffslust. Dafür, dass es nicht zu allzu eruptiven Schüben von Testosteron kommt, sorgt ein Stoff namens Vasopressin, auch diuretisches Hormon genannt. Es entschärft gewissermaßen das Testosteron, indem es dessen Ausschüttung reguliert und extremen Konzentrationen im Blut entgegenwirkt.

Testosteron wird in der Nebennierenrinde, in den Hoden und Eierstöcken gebildet und gehört zu den Androgenen, den männlichen Geschlechtshormonen. Es ist maßgeblich an der Ausprägung der typisch männlichen Merkmale wie Bartwuchs, muskulöser Körperbau und tiefe Stimme beteiligt und bei Männern in bis zu vierzigmal höherer Konzentration vorhanden als bei Frauen. Doch jeder Mensch trägt beides in sich: sowohl männliche wie weibliche Hormone. In unterschiedlichen Konzentrationen zwar, dennoch jeweils absolut unerlässlich.

Auftakt zur Lust

Das »feminine« Östrogen bildet den Auftakt jeder sexuellen Begegnung. Es macht eine Frau anziehend für einen Mann und die Frau bereit, sich seinem Werben hinzugeben. Ohne dieses mächtige Hormon würden Mann und Frau nur schwerlich zusammenfinden. Als weibliches Pendant zum Testosteron ist es zuständig für die Ausprägung der femininen Geschlechtsmerkmale sowie für die Produktion und Reifung der Eizellen.

Darüber hinaus gibt Östrogen grünes Licht für Sex. Es macht Frauen empfänglich für erotische Signale des Partners. Östrogen ist also nicht der Stoff, der sexuell aktiv macht und die Lust ankurbelt.

Das bedeutet nun nicht, dass Frauen aufgrund ihres Östrogens nur männliche Impulse empfangen und darauf reagieren, selbst jedoch keine aussenden. Ganz im Gegenteil, nach dem Motto »ewig lockt das Weib«, ist es die Frau, welche die Lawine der Leidenschaft ins Rollen bringt. Sie lockt, er beginnt sein Werben, sie signalisiert Gefallen, er, nunmehr auf der richtigen Fährte, legt einen Gang zu. Bis zum Finale, und auch da redet Östrogen wieder ein deutlich vernehmbares Wörtchen mit. Es lässt die Scheide feucht werden und bereitet den Boden für den Orgasmus.

Das weibliche Geschlechtshormon ist übrigens auch erforderlich, um Oxytocin, das Bindungs- und Zärtlichkeitshormon (s. S. 134) zu bilden. Und, Östrogen hat Einfluss auf Opiat-Rezeptoren und damit auf die Weiterleitung von Schmerzsignalen: Frauen mit weniger Östrogen sind schmerzempfindlicher als andere.

Die *Trumpfkarte* DHEA

Dehydroepiandrosteron stellt in unserem Körper die Weichen im Liebesleben. Das Molekül mit dem zungenbrecherischen Namen, besser und kurz DHEA genannt, ist das in der höchsten Konzentration vorhandene Hormon im menschlichen Körper: Die Vorstufe zu Östrogen, Testosteron und anderen Botenstoffen.

DHEA ist gewissermaßen der Trumpf, den sich Amors Boten gegenseitig zuspielen. Es bestimmt bei Frau und Mann mit darüber, ob und wann sie sexuell empfänglich und aktiv sind. Dabei steigert es nicht nur die Lust und die Orgasmusfähigkeit. DHEA ist auch der Stoff, der einen Menschen für potenzielle Partner attraktiv macht und deren erotisches Interesse weckt – oder eben nicht. Zum einen mixt DHEA den ganz spezifischen »Duftcocktail« eines Menschen, der ihn für die einen anziehend, für die anderen hingegen uninteressant werden lässt: Pheromone entstehen aus DHEA. Zum anderen steuert es auch jene Sensoren, die Lockstoffe registrieren und vermag so auch darauf Einfluss zu nehmen, wer als sexueller Gespiele auserkoren wird und wessen Anträge dagegen auf Granit stoßen.

Abgesehen von dem umfassenden Wirkspektrum auf die Sexualität hat DHEA auch gesundheitliche Vorzüge zu bieten. Es aktiviert das Immunsystem, wirkt antidepressiv, verbessert die Hirnleistungen und trägt mit dazu bei, den Alterungsprozess zu verlangsamen. Als weiteres Plus fördert DHEA den Abbau von Fettzellen und kann somit gewichtsreduzierende Bemühungen wirksam unterstützen. Angesichts dieser Effekte auf Liebesleben und Gesundheit überrascht es nicht, dass DHEA inzwischen auch auf künstlichem Wege hergestellt wird und als neuer Stern am Himmel der Lifestyle-Medizin gehandelt wird. DHEA aus dem Labor ist heute rezeptfrei in den Apotheken und Drogeriemärkten Europas und den USA erhältlich und wird zuhauf gegen Wechseljahresbeschwerden, als Schlankheitsmittel sowie – natürlich auch und vor allem – zur Steigerung der Libido eingesetzt.

Das Kuschelhormon: Oxytocin

Berührungen lösen eine Kettenreaktion positiver Effekte auf Körper und Seele aus, die das dringende Bedürfnis nach weiteren Streicheleinheiten wecken. Dafür, dass Berührungen regelrecht abhängig machen können, zeichnet vor allem Oxytocin verantwortlich. Wer sich nach körperlicher Nähe zum Partner sehnt, steht unter dem Einfluss dieses Hormons, das in Mengen durch sein Blut strömt und signalisiert: »Erneuter Hautkontakt erforderlich!« Allein der Gedanke an den geliebten Menschen lässt Oxytocin ansteigen. Ist die ersehnte Person dann in Reichweite, steigt die Konzentration geradezu explosionsartig an und fördert die sexuelle Bereitschaft. Im Vordergrund steht dabei allerdings weniger die Befriedigung leidenschaftlicher Begierden, sondern vielmehr das Bedürfnis nach zärtlichem Kontakt mit dem Partner. Um diesen Genuss perfekt zu machen, steigert Oxytocin die Sensitivität von Klitoris und Eichel und macht sie empfänglicher für Berührungen – auf dem Höhepunkt, dem Orgasmus, wird dann ein Oxytocin-Feuerwerk gezündet.

Darüber hinaus dämpft das Kuschelhormon Stressempfindungen und schirmt das Liebesspiel so gegen äußere Störenfriede ab. Zudem stärkt es das Immunsystem, fördert Heilungsprozesse, lindert Schmerzen und reduziert deren Wahrnehmung. Damit nicht genug: Der Kuschelfaktor wirkt auch beruhigend, Angst lösend und sogar antidepressiv. Er schafft damit also die besten Voraussetzungen für entspanntes und lustvolles Zusammensein. Durch Streicheln und Massage wird dieses Hormon vermehrt freigesetzt. Nicht ohne Grund verfügen Menschen, die in festen sozialen Bindungen leben und sich in einem stabilen Umfeld bewegen, über mehr Oxytocin als andere.

Neuesten Theorien zufolge fördert das Kuschelhormon dauerhafte Paarbindungen, indem es monogames Verhalten positiv beeinflusst. Für einige Tierarten gilt dies bereits als gesichert. Präriewühlmäuse, die hohe Mengen an Oxytocin ausschütten, führen beispielsweise ein geradezu vorbildliches Eheleben und bleiben dem Partner ihr Mäuseleben lang treu. Verabreicht man den Nagern hingegen eine Substanz, die der Bildung dieses Hormons einen Riegel vorschiebt, ist es aus und vorbei mit dem Familienglück, und Herr und Frau Wühlmaus, bis dato traut vereint, wollen nichts mehr voneinander wissen.

Warum Liebe süchtig machen kann

Frisch Verliebte und Schokolade haben etwas gemeinsam: ein Molekül, das auf Wolken schweben lässt, den Vernünftigsten den Kopf verdreht, die rosarote Brille aufsetzt, Hunger und Müdigkeit vertreibt und wie betrunken vor Glück macht. Der Name dieses körpereigenen Aphrodisiakums ist Phenylethylamin (PEA). Es handelt sich dabei um einen vom Körper selbst gebildeten amphetaminähnlichen Stoff, der höchste Euphorie und rauschhafte sexuelle Gefühle bewirkt – es verleiht geradezu Flügel.

Im Verbund mit Pheromonen ist Phenylethylamin dafür verantwortlich, dass sich zwischen zwei Menschen in kürzester Zeit jene magische Anziehung entwickelt, die geradezu hypnotisiert und Schauer prickelnder Lust über den Rücken jagt. Es scheint sie also doch zu geben, die Liebe auf den ersten Blick und jenes Phänomen, dass vom ersten Moment an die »Chemie gestimmt« hat. Wenn bei Ihnen also in erotischer Hinsicht der Blitz einschlägt und Sie ein unstillbares leidenschaftliches Verlangen erfasst, stehen Sie im Bann von PEA. Auch während des Orgasmus werden extrem hohe Konzentrationen an PEA ausgeschüttet – diese biochemische Erklärung für leidenschaftliche Hochgefühle liegt auch der seit Jahrhunderten bekannten aphrodisischen Wirkung von Kakao zugrunde; auch er enthält große Mengen an PEA, und deshalb setzt bei Liebeskummer oftmals ein extremes Verlangen nach Schokolade ein.

Wissenschaftler sehen Phenylethylamin als süchtigmachend an – süchtig nach den leidenschaftlichen Empfindungen, die Romanzen mit sich bringen. Entsprechend befindet sich, wer eine Trennung erlebt oder wessen Gefühle unerwidert bleiben, schlichtweg auf PEA-Entzug. Die Effekte, die das Liebesmolekül hervorruft – es wirkt antidepressiv, appetithemmend und erhöht die Leistungsfähigkeit –, verkehren sich allesamt ins Gegenteil und lassen den Betreffenden in einen emotionalen Abgrund von Trauer und Lethargie fallen. Mittlerweile werden Menschen, die ihren Trennungsschmerz nicht bewältigen können, erfolgreich mit synthetischen Abkömmlingen des verlustig gegangenen Agens der Passion therapiert.

Lustvollere Möglichkeiten, den PEA-Spiegel in die Höhe zu treiben, bieten die Lektüre erotischer Magazine, Schmachtromane oder Ähnliches. Nicht zu vergleichen mit dem schnellen PEA-Schub allerdings ist jener Trip, den Erotisches aus »eigener Herstellung« auslösen kann: Erinnerungen an wollüstige Momente, die das erlebte ekstatische Gefühl wieder spüren lassen, sexuelle Phantastereien, allein, mit Unbekannten oder mit dem derzeitigen Objekt der Begierde, können uns binnen Sekunden Sturzfluten des Luststoffs durch die Adern jagen.

Die Drahtzieher der Lust

Unter den Nervenbotenstoffen sind es vor allem Noradrenalin, Dopamin und Serotonin, die eine wesentliche Rolle für die Vorgänge der Sexualität spielen. Nicht zu vergessen Acetylcholin, das die Empfindlichkeit der Nerven im Bereich der Geschlechtsorgane erhöht und so zur sexuellen Stimulierung beiträgt.

Noradrenalin

Es hat einen Verstärkereffekt auf die sexuelle Erregung: Der Neurotransmitter hilft mit, dass die Botschaft der Sexualhormone im Gehirn schnell und intensiv beantwortet wird. Der Startschuss für das Stelldichein wird vor allem auch dank Noradrenalin abgefeuert.

BOTSCHAFTEN DER SINNLICHKEIT

Voraussetzung dafür, dass Berührungen und andere Reize in Sekundenbruchteilen vom Gehirn registriert und umgesetzt werden können, ist die optimale Kommunikation zwischen den rund 100 Milliarden Nervenzellen unseres Körpers. Dies gewährleisten Neurotransmitter: Substanzen, die elektrische Impulse blitzartig von einer Nervenzelle zur anderen weiterleiten.

Dopamin

Dieser erotisch bedeutsamste Nervenbotenstoff ist der zündende Funke, der die Libido entfacht und die Begierde anheizt. Ohne Dopamin wäre die ganze Sache nur halb so vergnüglich. Denn dies ist der Stoff, der Lustgefühle wahrnehmen lässt und so erst den eigentlichen Kick gibt – er sorgt gewissermaßen für die sexuelle Würze. Die Freisetzung des Nervenbotenstoffes vor und nach dem Sex spielt eine wichtige Rolle dafür, dass wir erotisch empfinden und handeln.

Dopamin spornt aber nicht nur zu sexuellen Taten an, sondern motiviert ganz generell: Es bringt uns nicht nur ins Bett, sondern auch auf die Beine, um Vorhaben zu realisieren.

Die orgiastischen Hochstimmungen, die Dopamin schenken kann, beinhalten allerdings Gefahren. Denn je weiter man oben ist, desto tiefer kann man fallen und desto mehr schmerzt die Landung. Ebenso wie PEA macht Dopamin süchtig – leider nicht nur nach dem Objekt der Begierde. Man weiß heute, dass dieser Neurotransmitter an der Entstehung verschiedener Süchte beteiligt ist, beispielsweise an Medikamenten- und Nikotinabhängigkeit.

Serotonin

Dieser Neurotransmitter ist in Bezug auf die Lust sehr ambivalent. Denn abhängig von seiner Konzentration im Blut wirkt er sexuell stimulierend oder aber dämpfend: Hohe Mengen zügeln die Lust, niedrige kurbeln sie an, denn Serotonin wirkt in der Regel sexhemmend. Es verzögert den Start des Geschlechtsverkehrs wie auch den Zeitpunkt des Orgasmus. Zudem senkt Serotonin die Freisetzung von Dopamin – auch darüber drosselt es die Libido.

Da bei depressiven Patienten der Gehalt bestimmter Neurotransmitter, darunter auch Serotonin, zu gering ist, beruht das Wirkprinzip vieler Antidepressiva auf einer Steigerung der Neurotransmittermengen. Was die Stimmung hebt, senkt die Begierde: der Grund, weshalb Antidepressiva so häufig Libidoverlust bewirken.

Das Werk der Endorphine

Nach einer erfüllenden sexuellen Begegnung ist man motiviert und voller Energie, Selbstbewusstsein und Leistungsfähigkeit. Die Welt sieht einfach anders aus, ebenso man selbst. Häufige Orgasmen und jugendliches Aussehen gehen Hand in Hand: Erotik statt Lifting …

Dreimal wöchentlich Sex macht optisch um beachtliche fünf Jahre jünger.Die Hochstimmung, die sich emotional und optisch so positiv bemerkbar macht, ist mit das Werk einer weiteren

Truppe der körpereigenen Luststoffe, der Endorphine: vom Organismus gebildete Morphine, die in ihrem chemischen Aufbau und ihren Eigenschaften den Opiaten gleichen. Bei sexueller Erregung sowie vor allem beim Orgasmus werden sie in Unmengen ausgeschüttet und sorgen für Wohlbefinden und Zufriedenheit rundum. Der Endorphinstoß ist jedoch nicht nur das Resultat erotischer Aktivität, sondern die Endorphine selbst steigern

GEKAUFTE LUST

Das Versprechen für den »sexuellen Megakick« lässt sich selbstverständlich bestens vermarkten.

Die Zahl derer, die sich die Stoffe der Lust von außen zuführen, um sich bis ins hohe Alter einer Libido wie in jungen Jahren zu erfreuen, steigt stetig – in den Industrienationen sind es bereits über 30 Millionen Frauen in der Lebensmitte. Fast jede dritte Frau über 50 bedient sich regelmäßig Pillen, Pflaster und Salben, um dem altersbedingten Nachlassen der Hormonproduktion ein Schnippchen zu schlagen. Die Präparate sollen nicht nur der Unbill der Wechseljahre entgegentreten, sondern auch die Haut straffen und die Lust steigern.

Zu den wichtigsten Zutaten im Cocktail für mehr Lust und wider schlaffe Haut gehören Östrogen, Testosteron und DHEA. Letzteres wird in den USA bereits seit Jahren als eine Art sexueller Jungbrunnen zur Nahrungsergänzung rezeptfrei gehandelt und erobert sich derzeit gerade die Gunst der Lustlosen hierzulande.

Sich Lustmacher mehr oder minder nach dem Gießkannenprinzip zuzuführen, ist allerdings nicht frei von Risiken für Leib und Seele. Schon seit Jahren warnen die Mediziner vor den nicht absehbaren Folgen des künstlichen Eingriffs in das hochsensible Hormongefüge. Erste Untersuchungen belegen, dass derartige Bedenken nicht aus der Luft gegriffen sind.

Libido und Orgasmusfähigkeit; ebnen sich mithin selbst den Weg zu ihrer vermehrten Ausschüttung. Studien belegen, dass ein Endorphinanstieg die Testosteron- und Östrogenproduktion steigert und infolgedessen die Libido. Fehlt das Stimulans in Gestalt eines sexuell anziehenden Partners und sind erotische Gefühle zur Ausnahmeerscheinung geworden, kann es kraft mangelnder Endorphinausschüttung zur Verringerung der Hormonbildung kommen.

Special: Sex ist gesund

Er macht uns Spaß und zufrieden. Keine Frage. Aber Sex kann noch viel mehr. Er macht uns schön, hält uns jung und vor allem rundum gesund. Kreislaufmucken, Schlaflosigkeit, schlechte Laune, hartnäckige Pfunde? Sex hilft gegen (fast) alles.

Vergessen Sie also Pillen und Diäten: Das Fitnesswunder Sex ist tausendmal besser. Rät unter anderem auch der italienische Sportarzt Bruno Fabbri. Von ihm stammt das meistverkaufte Trainingsbuch Italiens: *Sex als Sport. Praktische Anleitungen für das wichtigste Match des Lebens*.

Beginnen wir am Anfang – beim Küssen. Schon dabei kommt der Körper so richtig auf Touren. Das Herz schlägt schneller, der Puls verdoppelt sich, die Haut wird besser durchblutet, die Körpertemperatur steigt, eimerweise Hormone werden ausgeschüttet. Nebenbei trainiert voller Kusseinsatz bis zu 38 Muskeln. Das strafft die Gesichtskonturen und mindert damit Falten. Der vermehrte Speichelfluss beugt außerdem Säureschäden an den Zähnen vor. Nicht zuletzt ist Küssen eine romantische Schluckimpfung: Bis zu 40 000 Bakterien wechseln dabei ihre Besitzer.

Kommen wir zur Sache. Mit der gibt es ebenso nur Pluspunkte zu sammeln. Allein schon mal beim Kalorienverbrauch. Der kann sich sehen lassen: Im Laufe eines halben Schäferstündchens werden 550 Kalorien verbrannt – so viel wie ein Big Mac oder eine halbe Pizza. Der Halbstundenlohn für Wälder durchlaufen oder Seen umrunden liegt dagegen bei 300 Kalorien. Gehen wir ins Detail. 87 Kalorien werden beispielsweise beim Öffnen der Hose mit dem Mund fällig. Und, schon nach 15 Minuten Oralsex fällt ein halbes Glas Wein nicht mehr ins Gewicht. Warum noch joggen gehen?

Und dann erst die Hormone. Unvorstellbar, was da in Ihnen abgeht – ein Feuerwerk. Kaskaden von Luststoffen strömen durch Ihr Blut. Ob DHEA, Oxytocin oder Phenylethylamin: Sie alle verleihen Flügel. Steigern die Lust und machen die intimsten Quadratmillimeter noch geiler. Dazu werden explosionsartig Endorphine ausgeschüttet. Die kleinen Glückshormone schwimmen durchs System und bringen erst mal ordentlich Hochstimmung. Balsam für die Seele, der bis zu 24 Stunden nachwirkt.

Das ist noch lange nicht alles. Was Sie noch bekommen, während Sie den Gipfel der Lust erklimmen, ist im Prinzip so was wie eine Lebensversicherung. Denn zum einem hält Sie Sex jung. Erotik statt Lifting … Nach dem Sex sieht die Welt besser aus und Sie selbst auch. Dreimal wöchentlich machen optisch um beachtliche fünf Jahre jünger. Zum anderen hat Sex nicht nur einen Anti-Aging-Effekt, sondern hält auch länger gesünder. Sexuell Aktive haben schlagkräftigere Abwehrtruppen: Ihr Immunsystem ist deutlich stärker und sie sind weniger krank. Unmittelbar nach dem Orgasmus verdoppelt sich die Anzahl der natürlichen Killerzellen im Blut. Noch Stunden danach bildet der Körper mehr Abwehrzellen. Und, häufige Orgasmen senken das Risiko, an Prostatakrebs zu erkranken. Ebenso beugen sie Herzattacken und Schlaganfällen vor.

Es kommt noch besser: Sex baut Stresshormone ab und entspannt. Nicht umsonst ist der Versöhnungssex nach einem Streit extra gut. Wie der postkoitale Schlaf.

Aber auch vor wichtigen Terminen ist Sex angesagt. Als prima Mittel gegen flatternde Nerven. Das noch dazu schlau macht: Sexuelle Aktivität regt das Gehirn an. Quickie vor der Konferenz? Das Beste, was Ihnen passieren kann. Übrigens auch bei dröhnendem Kopf und anderen schmerzhaften Angelegenheiten. Denn was der Körper bei sexueller Erregung ausschüttet, wirkt ähnlich wie Schmerzmittel.

DR. SEX

Das Terrain der weiblichen Libido hat die Wissenschaft nur sehr zögerlich betreten. Erst seit Kurzem widmet sich die Medizin auch Evas Last mit der Lust. Vor nicht einmal einem Jahrzehnt war für die meisten Frauen nicht klar, wohin sie sich wenden sollten, wenn sie sexuelle Probleme hatten. Als erste Anlaufstelle diente meist der Frauenarzt. Doch wirklich weitergeholfen hat das den wenigsten. Bislang gab es hierzulande kein spezielles gynäkologisches Angebot für weibliche Sexualstörungen. Die Folge war, dass viele Patientinnen unbehandelt blieben, nach dem Motto: Das gibt sich schon wieder …

Oder man schickte die Betroffenen in psychotherapeutische Praxen. Manches Mal richtig, aber meist keineswegs die Lösung. Schließlich haben viele Sexualstörungen, einerlei, ob ihre oder seine, sowohl körperliche, psychische wie partnerschaftliche Anteile. Entsprechend muss auch die Behandlung aus mehreren Komponenten bestehen. Diese Erkenntnis setzt sich nun auch in Deutschland immer mehr durch. Um allen Facetten des weiblichen Sexuallebens gerecht zu werden, muss die Behandlung körperliche und seelische Aspekte berücksichtigen.
Heute ist erwiesen, dass sexuelle Probleme von Frauen sehr häufig körperliche Ursachen haben, die erfolgreich behandelt werden können. Der Beginn einer neuen Ära, der vielen Patientinnen wieder zu einer erfüllten Sexualität verhelfen kann.

Keine Frage, ein Allheilmittel gibt es nicht und wird es nie geben. Was es jedoch gibt, sind eine Reihe erprobter Diagnose- und

Therapieverfahren, die mit Erfolg angewendet werden. Höchste Zeit, dass damit auch Ihnen geholfen wird, falls Sie in einer solchen Lage sind.

Der Libido auf der Spur

Die körperlichen Ursachen sexueller Störungen sind äußerst vielfältig. Um herauszufinden, welche unter Umständen bei Ihnen vorliegt, bedarf es einer umfassenden Diagnostik. Diese beinhaltet neben einer ausführlichen gynäkologischen Untersuchung und diversen Labortests auch die Überprüfung von Durchblutung, Feuchtwerden der Scheide und Sensibilität. Diese Maßnahmen sind unerlässlich, wenn es darum geht, dem auf die Spur zu kommen, was Ihnen den Spaß an der Freud verdirbt. Bei der Fahndung nach den körperlichen Lustkillern kommt deshalb auch moderne Medizintechnik zum Einsatz. Wie bei der Diagnose im Einzelnen verfahren wird, lesen Sie im Folgenden.

Zum Auftakt ein Interview

Am Anfang der ärztlichen Untersuchungen steht eine eingehende Befragung. Im Zuge dieses ärztlichen Interviews werden eine Reihe wichtiger Daten erhoben. Diese dienen einerseits dazu, das aktuelle allgemeine Befinden zu ermitteln, andererseits dazu, das sexuelle Problem und dessen Vorgeschichte zu verstehen.

Die häufigsten Eckdaten, die meist vom Arzt abgefragt werden, finden Sie nachstehend kurz aufgeführt. So können Sie sich bereits vor dem Gang in die Praxis ein paar Gedanken machen.

ERSTE BESTANDSAUFNAHME

- Alter und Gewicht
- Erkrankungen, die bislang aufgetreten sind
- Länge und Intensität der Periode
- Schwangerschaft und, wenn ja, deren Verlauf
- Fehlgeburten
- Operationen
- Erkrankungen der Geschlechtsorgane
- Einnahme von Medikamenten
- Dauer und Art der bisher durchgeführten Diagnostik oder Therapie
- Libido, Sexualleben und Häufigkeit des Geschlechtsverkehrs
- Angaben zur Lebensweise, unter anderem zu Alkohol-, Nikotin- und Kaffeekonsum sowie sportlichen Aktivitäten

Wichtige Fragen

Im Anschluss an das Gespräch erhalten Sie einen Fragebogen, bei dem Sie verschiedene Angaben, unter anderem zu Vorerkrankungen, Operationen und der Einnahme von Medikamenten machen sollen. Die Auswertung des Fragebogens lässt nicht nur Aussagen darüber zu, wie ausgeprägt die Sexualstörung insgesamt ist, sondern auch darüber, wie schwerwiegend die einzelnen Symptome empfunden werden. Zur Erinnerung hier noch einmal ein kurzer Überblick zu sexuellen Störungen, die bei Frauen auftreten können:

Libidostörungen

– Störungen der Libido oder Verlust des Interesses am Geschlechtsverkehr.

- Nicht vorhandenes oder verringertes Interesse am Beischlaf oder verringerte Libido.
- Nicht vorhandene sexuelle Gedanken oder Phantasien und Fehlen eines nachfolgenden Lustgefühls.
- Verringerte oder fehlende Motivation zur sexuellen Erregung.

Sexuelle Aversion

Starke Abneigung gegen und Vermeidung jeglichen sexuellen Kontakts mit einem Partner.

Störungen der sexuellen Erregbarkeit

- Subjektive Störung der sexuellen Erregbarkeit.
- Fehlende oder stark verminderte Erregbarkeit bei jeglicher Art der sexuellen Stimulation.
- Störung der genitalsexuellen Erregung.
- Fehlende oder stark verminderte sexuelle Erregung im Genitalbereich.
- Minimales Anschwellen der Schamlippen und eine geringe Feuchtigkeit der Scheide bei jeglicher sexueller Stimulation.
- Verminderte sexuelle Wahrnehmung bei der Stimulation der Genitalien.

Orgasmusstörungen

Trotz einer selbst empfundenen starken sexuellen Erregung kommt es nicht zum Orgasmus. Oder aber, das Orgasmusgefühl ist stark vermindert oder tritt mit erheblicher Verzögerung ein.

Schmerzen beim Geschlechtsverkehr (Dyspareunie)

Anhaltender oder wiederholt auftretender Schmerz bereits beim Versuch des Einführens des Penis sowie beim Geschlechtsverkehr.

Scheidenkrampf (*Vaginismus*)

- Anhaltende oder wiederholt auftretende Probleme beim Einführen des Penis, eines Fingers oder Objektes in die Scheide, trotz des expliziten Wunsches der Frau.
- Häufig auch Verweigerung aus Angst vor den Schmerzen.

Die Beantwortung der Fragen ist auch deshalb hilfreich, weil sie für die Patientin ein wichtiges Erfolgserlebnis bringen kann. Schließlich lassen sich später daran unmittelbar Fortschritte durch die Therapie festmachen: Kam die Patientin beispielsweise vor der Behandlung auf ein Ergebnis von acht von möglichen 36 Punkten, schafft sie es nach drei Monaten möglicherweise schon auf zwanzig Punkte.

Einer der meist verwendeten Fragebögen ist der so genannte FSFI, kurz für Female Sexual Function Index: wissenschaftlich geprüft und inhaltlich gezielt auf die verschiedenen Problembereiche zugeschnitten. Liegen keinerlei Probleme im Sexualleben vor, kann die volle Punktezahl von 36 erreicht werden.

GÄNGIGE TESTS

- Female Sexual Function Index (FSFI), deutsch: Index der Sexualfunktion der Frau (Rosen et al. 2000, J Sex Marital Ther)
- Profile of Female Sexual Function (PFSF), deutsch: Profil der weiblichen Sexualfunktion (McHorney et al. 2004, Menopause)
- Sexual Interest and Desire Inventory (SIDI), deutsch: Fragebogen zu sexuellem Interesse und Lust (Clayton et al. 2005, J Sex Merital Ther)
- Female Sexual Distress Scale (FSDS), deutsch: Fragebogen zur sexuellen Belastung der Frau (Derogatis et al. 2002, J Sex Marital Ther)
- Dyadic Adjustment Scale (DAS), deutsch: Fragebogen zu Partnerschaft und Beziehung (Spanier, 1976, J Marriage Fam)

Auf Seite xxx finden Sie einen ausführlichen Test zu Ihrem sexuellen Befinden, der speziell für dieses Buch konzipiert wurde.

Organisch alles o.k.?

Sind diese ersten Bestandsaufnahmen abgeschlossen, geht es zum zweiten Diagnoseschritt: An die Befragung schließt sich eine eingehende gynäkologische Untersuchung an. Die kennen Sie bereits vom Besuch beim Frauenarzt. Sie gibt Aufschluss über die anatomischen Gegebenheiten. Mittels Ultraschall werden zunächst die Geschlechtsorgane genauer angesehen. Auf diese Weise lassen sich unter anderem Lage, Größe und Form der Gebärmutter sowie die Beschaffenheit der Eierstöcke untersuchen. Auch Zysten, Myome und andere krankhafte Veränderungen der Geschlechtsorgane können mittels Ultraschall erkannt werden.

Nach dem Ultraschall folgen Tastuntersuchungen, um den Beckenboden und die Scheide zu beurteilen. Dabei lassen sich auch mögliche Senkungszustände der Scheide oder Gebärmutter finden, die bei Frauen nach mehreren Geburten nicht selten sind. Nicht zuletzt gilt das ärztliche Augenmerk auch der Klitoris. Deren Größe und auch, ob eine Phimose vorliegt, spielen gerade bei Orgasmusstörungen eine wichtige Rolle.

Hormon-Check

Einer der Eckpfeiler bei der Diagnose ist die Untersuchung der hormonellen Situation. Warum, konnten Sie bereits auf den Seiten 134 bis 140 lesen. Besonders die Sexualhormone sind wichtig für die strukturelle Integrität und Funktion des Beckens und der Genitalien. Abgesehen davon spielen auch die männlichen

Geschlechtshormone eine wichtige Rolle im weiblichen Liebesleben (s.S. 130). Hat Frau zu wenig von den Botschaftern der Männlichkeit im System, belastet das besonders die Libido. Von Bedeutung ist aber natürlich auch, wie viele von den anderen Botenstoffen im Körper kursieren.

Der Hormon-Check prüft:

- Luteinisierendes Hormon (LH)
- Follikelstimulierendes Hormon (FSH)
- Prolactin
- Progesteron
- Dehydroepiandrosteron (DHEA) und DHEAS
- Sexualhormonbindendes Globulin (SHBG)
- Gesamttestosteron
- Freies (aktives) Testosteron
- Östron
- Östradiol

Aus dem Ergebnis dieses Checks ergeben sich Indizien dafür, ob die sexuellen Probleme durch hormonelle Störungen beziehungsweise Ungleichgewichte bedingt sind. Die Blutentnahme dient jedoch nicht nur zum Erheben des Hormonstatus, sondern auch dazu, die allgemeine Gesundheit zu prüfen. Deshalb wird zusätzlich ein so genanntes großes Blutbild erstellt, inklusive Cholesterinwerte und dem die Thyroidea (Schilddrüse) stimulierenden Hormon (TSH).

Stimmt die Durchblutung?

Weiter geht es mit der Messung der genitalen Durchblutung. Dabei kommen moderne Diagnoseverfahren zum Einsatz. Zum einen die Photoplethysmographie, die mittels Lichttechnik Hinweise auf etwaige Durchblutungsveränderungen geben kann. Zum anderen die Duplex-Dopplersonographie, die mit Ultraschall arbeitet, um Gefäß- und Durchblutungs-Funktionen darzustellen.

Bei der Photoplethysmographie wird ein kleiner Sensor, vergleichbar mit einem Tampon, in die Scheide eingeführt. Der Messkopf der Sonde liegt dabei an der vorderen Scheidenwand an. Dann zieht sich die Patientin alleine in einen gesonderten Raum zurück. Stimuliert durch erotische Videos oder Lektüre versucht sie, zum Orgasmus zu kommen. Die Untersuchung liefert dann sowohl vor wie auch synchron mit der Erregung Informationen über die Durchblutung.

Die Messung mittels Duplex-Dopplersonographie ist allerdings nicht zeitgleich mit der Erregung möglich. Die Daten zur Durchblutung können erst nach erfolgtem Orgasmus gemessen werden. Der Grund ist, dass die Patientin bei der Dopplersonographie nicht alleine gelassen werden kann. Und im Beisein des ärztlichen Personals ist der Gipfel der Lust verständlicherweise schwierig zu erklimmen …

Liegt es an den Nervenbahnen?

Sexuelle Störungen können auch durch eine gestörte Reizweiterleitung verursacht sein. Sprich, Nervenimpulse werden nicht oder nur unvollständig weitergeleitet. Um die neurologischen Funktionen der Scheide, der Schamlippen und der Klitoris zu testen, kommt der Genito Sensory Analyzer (GSA) zum Einsatz. Das ist ein spezielles Gerät, ausgestattet mit anatomisch passend geformten Sonden, die in die Scheide eingeführt werden. Wie die Messung der Durchblutung ist auch die Messung der Nervenfunktionen schmerzfrei.

Der Q-Tip-Test

Hat die Patientin Schmerzen beim Sex, hilft ein spezieller Test dabei, die Beschwerden zu lokalisieren. Mit einem Wattestäbchen wird die Scheide vorsichtig von außen betupft – rundum und auch innen. So lässt sich bestimmen, wo genau die Schmerzen lokalisiert sind und wie sie sich äußern. Schmerzen im Bereich des Scheideneingangs, die beim Einführen des Penis auftreten, sind beispielsweise häufig durch ein Vulva-Vestibulitis-Syndrom (s. S. 94) verursacht. Der Q-Tip-Test kann darüber wichtige Informationen liefern. Auch bei Vaginismus, der besonders bei jungen Frauen häufig ist: Er lässt sich mittels Wattestäbchen und Palpation (Tastuntersuchung mit der Hand) erkennen.

Sexualmedizin hilft weiter

Vielfach ist das, was den Spaß verdirbt, das Verlangen nimmt und schließlich die schönste Nebensache zum Problem macht, auf körperliche Auslöser zurückzuführen. Welche Ursachen sexuelle Störungen haben können, wissen Sie nun. Jetzt erfahren Sie, welche medizinischen Möglichkeiten heute bestehen, um Ihnen die Last mit der Lust dauerhaft zu nehmen.

VIAGRA FÜR FRAUEN?

Lange Zeit wurden weibliche Sexualstörungen vernachlässigt. Das Blatt wendete sich 1998 mit der Markteinführung von Sildenafil: Als sich herausstellte, dass Viagra bei Männern erfolgreich ist, rückten allmählich auch Evas Probleme ins wissenschaftliche Interesse. Was sich bei Erektionsstörungen als sehr effektiv erwiesen hat, müsste doch vielleicht auch bei Frauen wirksam sein. So begann die Spurensuche nach den physiologischen Mechanismen, die den Einsatz des Potenzmittels auch bei Frauen nahelegen würden. Zahlreiche Studien brachten dazu in den vergangenen Jahren neue Erkenntnisse. Wir dürfen gespannt sein, was uns die Forschung weiter beschert …

Das sexualmedizinische Repertoire

Zunächst ein Überblick, welche Methoden bei den einzelnen Störungen zum Einsatz kommen können. Was sich in Ihrem Fall zur wirksamen Behandlung anbietet, muss natürlich ein erfahrener Sexualmediziner mit Ihnen abklären. Jedes Problem mit der Sexualität ist ein individuelles Abbild ganz persönlicher Erfahrungen und körperlicher Eigenheiten. Entsprechend setzt sich die Behandlung bei jeder Frau aus anderen Bausteinen zusammen.

Was im Werkzeugkasten der Sexualmedizin zur Verfügung steht, um Ihnen wirksam zu helfen, lesen Sie nun. Einige der Verfahren finden Sie im Anschluss erläutert, die anderen in den weiteren Kapiteln des Buches.

Bei Libidostörungen

- örtliche Behandlung der Scheide mit Östrogen-Salbe oder -Gel, dazu Gelbkörperhormon (z. B. Progesteron) oder Einnahme von Östrogenen
- Gabe von Androgenen, mit Testosteronpflastern oder DHEA-Kapseln bei Androgenmangel
- Übungen zur Verbesserung der Kommunikation zwischen den Partnern
- eventuell vorübergehender Verzicht auf Geschlechtsverkehr

Bei Störung der Erregung

- örtliche Behandlung der Scheide mit Östrogen-Salbe oder -Gel, dazu Progesteron
- bei nachgewiesenen Durchblutungsstörungen Behandlungsversuch mit PDE-5-Hemmern (Sildenafil)
- Östrogen in höheren Dosierungen, kombiniert mit Progesteron
- Gleitmittel (z. B. Astroglide, Albolone)

Bei Orgasmusstörungen

- angeleitete Masturbation
- Entspannungstechniken bei Angststörungen
- Verwendung einer Klitoris-Vakuum-Pumpe und »Frau-oben«-Position beim Geschlechtsverkehr
- Buproprion
- PDE-5-Hemmer (Sildenafil)
- nach Absprache mit dem behandelnden Arzt, Unterbrechung der Medikation (»drug holiday«) oder Dosisreduzierung

Bei Schmerzen in der Scheide

- örtliche Hormonbehandlung mit Salbe oder Gel
- örtliche Schmerzbehandlung mit einem lokalen Anästhetikum
- schmerzstillende Salben
- Vestibulektomie (chirurgischer Eingriff in der Scheidengegend)
- Dehnungsübungen und Biofeedback-Verfahren

Bei Scheidenkrampf (Vaginismus)

- Desensibilisierung durch Dilatation der Scheide (z. B. Einführen von Pumpen wie Epi-No), um die unwillkürliche Anspannung als Schutzreflex allmählich zu reduzieren
- Progressive Muskelrelaxation und Kegel-Übungen

Bei *Vulva-Vestibulitis-Syndrom* (VVS)

- Antidepressiva wie Amytryptillin, anfangs täglich 5 mg, alle zwei Wochen steigern auf 30 bis 75 mg täglich
- Medikamente gegen Krampfanfälle (Antikonvulsiva, wie z. B. Gabapentin)
- örtliche Behandlung der Scheide mit Östrogen-Salbe oder -Gel, dazu Progesteron
- Unterspritzen von Cortison in das die Scheide umgebende Gewebe
- örtliche Schmerzbehandlung mit lokalem Anästhetikum
- Vestibulektomie, wenn andere Maßnahmen nicht ausreichen

AUF EIGENE KOSTEN

Die Diagnose und Behandlung von weiblichen Sexualstörungen gehören in Deutschland üblicherweise nicht zum Leistungskatalog der gesetzlichen Krankenversicherung. Sexualmedizinische Therapien können deshalb nur als privatärztliche Leistung nach der Gebührenordnung für Ärzte (GOÄ) angeboten werden – mithin auf eigene Kosten der Patientinnen. Allerdings: Bei psychischen Ursachen übernehmen einige Krankenkassen die psychotherapeutische Behandlung. Bitte erkundigen Sie sich diesbezüglich bei Ihrer Krankenkasse.

Adams Botenstoffe für Evas Lust

Ein Mangel an männlichen Botenstoffen, wie vor allem Testosteron, kann bei Frauen zu einer verminderten Libido führen. Nicht nur das, auch das Allgemeinbefinden leidet, wenn die Androgenspeicher schlecht gefüllt sind (s. S. 83).

Dass die männlichen Hormone für die weibliche Sexualität

eine wichtige Rolle spielen, war lange umstritten, und der Gelehrtenstreit ist bis heute nicht beigelegt. Noch immer zweifeln so manche Fachfrauen und -männer an der Bedeutung von Adams Botenstoffen für Evas Lust.

Die Ergebnisse aus vielen Studien und nicht zuletzt die praktischen Erfahrungen zahlreicher Mediziner sprechen jedoch dafür, dass Androgene eine zentrale Stellung im weiblichen Sexualleben innehaben. Libido, Verlangen, Erregung und Orgasmusfähigkeit – alles hängt auch von den männlichen Botenstoffen ab. Besonders in Bezug auf das sexuelle Interesse kommt den männlichen Hormonen eine besondere Bedeutung zu. Die Forschung kann inzwischen auf Belege für einen Zusammenhang zwischen Libido-Mangel und Unterversorgung mit männlichen Hormonen verweisen. So liegen die Hormonwerte bei Frauen mit Libido-Störungen häufig unterhalb der Normwert-Mitte. Die Ergebnisse von 23 internationalen Studien mit mehr als 1900 Teilnehmerinnen ergaben: Testosteron steigert auch nach der Menopause die Lust- wie Orgasmusfähigkeit und erhöht die sexuelle Erregbarkeit. Auftraggeber der großen Untersuchung war die international tätige »Cochrane Colaboration«. Diese unabhängige Organisation hat sich der wissenschaftlichen Beweisführung von medizinischen Forschungsergebnissen verschrieben. Alle Frauen, die an den 23 Studien teilgenommen hatten, erhielten über sechs Monate hinweg niedrige Dosen an Testosteron zum Einnehmen. Zusätzlich zu den täglichen 1,25 bis 2,5 Milligramm bekamen die Frauen Östrogen und Progesteron.

Dies ist nur einer von vielen Belegen dafür, dass die Zufuhr von Testosteron Evas sexuelles Verlangen steigert und ganz nebenbei auch ihr allgemeines Wohlbefinden: Studien zeigen ebenso wie praktische Erfahrungen, dass männliche Geschlechtshormone den Energielevel und Muskelmasse erhöhen sowie die Stimmung bessern.

Heute ist auch gesichert, dass Mangelzustände im Hormonhaushalt sehr häufig Grund für organische Veränderungen im Genitalbereich sind: Fehlt es an den Botenstoffen der Lust, kommt es zur Gewebeschrumpfung in den Geschlechtsorganen, auch Atrophie genannt.

SICHER IM KOMBIPACK

Bei der Behandlung mit Androgenen nach der Menopause, sowohl Testosteron wie auch DHEA, ist es wichtig, diese in Verbund mit Östrogen und Gelbkörperhormon wie Progesteron zu verabreichen. Das minimiert das Risiko für Gebärmutterkörperkrebs. Praktischerweise kommt als »Airbag« ein Kombinationspräparat zum Einsatz, das sowohl Östrogen wie auch das Gelbkörperhormon enthält. Das erspart Ihnen als Patientin, allzu viele Medikamente zugleich einnehmen zu müssen. Bei Frauen, denen die Gebärmutter entfernt wurde, können die männlichen Hormone auch nur in Verbindung mit Östrogen angewendet werden.

Lust *auf meiner* Haut …

Seit Frühjahr 2007 kann Frau sich das männliche Sex-Hormon über die Haut verabreichen: mit einem Pflaster, das unterhalb der Taille auf den Bauch geklebt wird. Es enthält Testosteron, das identisch mit dem körpereigenen Botenstoff ist. Über die Haut gibt das Pflaster eine tägliche Dosis von 300 Mikrogramm direkt in die Blutbahn ab, was ein großer Vorteil ist.

Anders als bei Tabletten findet damit die erste Verstoffwechselung nicht in der Leber statt. Das belastet den Körper weniger und ermöglicht zudem eine niedrige Dosierung. Mit dem Pflaster lassen sich Testosteron-Spiegel erreichen, die mit jenen von Frauen vor der Menopause vergleichbar sind.

Die Wirksamkeit des Pflasters wurde in zwei klinischen Studien mit insgesamt mehr als 1000 Teilnehmerinnen nachgewiesen. Die Frauen, die nach einer totalen Entfernung der Eierstöcke und der Gebärmutter unter Libidoverlust litten, erhielten über sechs Monate täglich entweder ein Placebo oder 300 Mikrogramm Testosteron. Die Frauen, die mit Testosteron behandelt wurden, hatten mehr Lust und häufiger Sex als vor der Therapie. Diese Wirkung trat nach etwa einem Monat ein. 96 Prozent der Frauen führten die Behandlung mit dem Pflaster nach dem Abschluss der Studie weiter. Nicht zuletzt auch deshalb, weil es gut verträglich ist: Die Häufigkeit von Nebenwirkungen wie Akne oder Gesichtsbehaarung ist nur geringfügig höher als bei einem Scheinmedikament, einem so genannten Placebo. Die Östrogenkonzentrationen und sonstige Blutwerte veränderten sich unter der Therapie mit dem Testosteronpflaster nicht. Es ist verschreibungspflichtig und mittlerweile in Deutschland sowie in Frankreich erhältlich. Allerdings erhalten es nur Frauen, die nach der Entfernung der Eierstöcke unter Libidomangel leiden. Weitere Voraussetzungen für die Behandlung sind, dass die Patientin die sexuelle Unlust als seelische Belastung empfindet und bereits eine Östrogentherapie bekommt.

Einfach zu Hause

Das Testosteronpflaster ist sehr simpel in der Anwendung und beeinträchtigt nicht bei den täglichen Aktivitäten. Es ist dünn, durchsichtig, etwa so groß wie ein halber Handteller und wird auf saubere, trockene Haut am unteren Bauch geklebt. An der Hautstelle, an der das Pflaster angebracht wird, sollten Sie keine Cremes, Lotionen oder Puder verwenden. Zweimal wöchentlich wird gewechselt. Die Stelle, von der gerade ein Pflaster entfernt wurde, sollte mindestens eine Woche lang frei bleiben. Während es getragen wird, können Sie wie gewohnt duschen, baden, schwimmen, saunieren und Sport treiben, ohne befürchten zu müssen, dass es sich ablöst. Achten Sie jedoch darauf, keine eng anliegende Kleidung darüber zu tragen.

Libido aus der Dose

Gesprüht, nicht gepappt … Wissenschaftler der australischen Monash University haben ein Spray entwickelt, das Testosteron enthält. Es wird einfach auf die Haut aufgetragen. Die Tests auf dem wissenschaftlichen Prüfstand hat das Spray bereits gut bestanden. Mehr als vier Monate lang wurde das Präparat an über 260 Australierinnen in drei verschiedenen Dosen erfolgreich angewendet: Bei den Frauen war eine Steigerung der sexuellen Lust zu verzeichnen. Das Testosteron-Spray enthält einen weiteren Wirkstoff, der dafür sorgt, dass das Hormon – ähnlich wie Sonnenöl – bis zu vierundzwanzig Stunden in der Haut verbleibt und langsam an den Körper abgegeben wird.

Noch ist das Spray nicht auf dem deutschen Markt. Seine Einführung könnte aber nach Ansicht von vielen Sexualmedizinern bald erfolgen und würde eine deutlich verbesserte Lebensqualität für Frauen ermöglichen. Schließlich geht es nicht nur um Sexualität, sondern auch um ein zufriedenes Sozialleben und eine glückliche Partnerschaft …

Pro und contra Testosteron

Zweifelsohne kann eine Hormonbehandlung zu Nebenwirkungen führen. Das gilt für die Gabe männlicher wie weiblicher Hormone. Ihr Arzt wird und muss Sie über die möglichen Nebenwirkungen einer Hormonbehandlung genau informieren. Geschieht dies nicht, sollten Sie gezielt nachfragen oder die Praxis wechseln. Denken Sie stets daran, dass Sie als Patientin ein Recht auf umfassende Aufklärung haben.

Hier für Sie vorab eine kurze Übersicht über Nutzen und Risiken der Behandlung mit Testosteron.

DIE TESTOSTERONBEHANDLUNG

Nutzen

- Verbesserung von Libido und Sexualfunktion
- Vergrößerung der Muskelmasse und Kraft
- Zunahme von Antrieb und Energie
- Verbesserung der Knochenmineraldichte (wirkt vorbeugend gegen Osteoporose)
- Verringerung von Körperfett
- Verringerung von Viszeralfett (»Eingeweidefett«, in der freien Bauchhöhle eingelagert)
- Stimmungsaufhellung
- Verbesserung des Allgemeinbefindens

Risiken

- Flüssigkeitsretention (Zurückhalten von Körperflüssigkeiten)
- Akne und zu fettige Haut
- Klitoriswachstum
- Haarausfall, zugleich mehr Körperbehaarung
- tiefere Stimme
- Erhöhung des Hämatokrit (Zähflüssigkeit des Blutes, je höher der Hämatokritwert, desto größer die Gefahr für das Herz)
- Verminderung des »guten« HDL-Cholesterins
- Atemstillstände während des Schlafs (Schlafapnoe)
- aggressives Verhalten

Zu Ihrer Sicherheit

Um die Risiken einer Behandlung mit männlichen Geschlechtshormonen so gering wie möglich zu halten, führt der Arzt engmaschige und genaue Kontrollen durch. Dabei wird darauf geachtet, dass die Androgenspiegel stets im normalen Bereich bleiben. Ebenso werden regelmäßig die Blutfettwerte und der Blutzucker gemessen. Sollten Sie mit Testosteronpflastern behandelt werden, untersucht der Arzt regelmäßig die Stellen, an denen diese aufgeklebt wurden. So können eventuelle dermatologische Nebenwirkungen schnell entdeckt und vermieden werden.

Mehr Testosteron hausgemacht

Last, not least: Um die Menge des männlichen Geschlechtshormons zu erhöhen, kann Frau auch auf körpereigene Produktion zurückgreifen, denn Testosteron wird, wie alle anderen Hormone, vom Organismus selbst gebildet. Doch bei der Herstellung lässt sich gut selbst ein wenig nachhelfen. Zum Beispiel mit Sport. Sofern regelmäßig betrieben, steigert Bewegung den Testosteronspiegel im Blut. Zudem hilft die Leibesertüchtigung bekanntermaßen dabei, überflüssige Pfunde zu verlieren. Auch das kickt das männliche Lusthormon. Denn bei Übergewichtigen wird ein Teil des Testosterons in Östrogen umgebaut. Es steht damit seinen Zielorganen nicht mehr zur Verfügung. Wichtig ist auch, auf ausreichend Zink zu achten. Das Spurenelement hilft bei der Bildung von Testosteron fleißig mit. Schwimmt zu wenig davon im Blut, kann das die Hormonwerte in die Knie zwingen.

DHEA: Quelle der Lust

Neben dem »männlichsten« aller Hormone rückte auch das bereits kurz vorgestellte Dehydroepiandrosteron (DHEA) in den letzten Jahren in den Fokus des wissenschaftlichen Interesses, insbesondere in der Anti-Aging-Forschung und der Sexualmedizin. Denn aus DHEA bastelt der Körper die Geschlechtshormone – bei Evas wie Adams (s.S. 133). Klingt bereits viel versprechend. Wenn aus DHEA die Boten der Lust gebildet werden, dann ... Bald gefeiert als »Superhormon« wird DHEA jedoch bis heute kontrovers bewertet. Deutsche Wissenschaftler haben die DHEA-Debatte nun erneut angeheizt. Sie konnten nachweisen, dass DHEA bei Frauen eine wichtige Rolle für das Wohlbefinden und die Sexualität spielt. 24 Patientinnen erhielten täglich 50 Milligramm DHEA über vier Monate hinweg. Dann bekamen sie nach einer vierwöchigen »Auswaschpause« ebenfalls vier Monate lang

NUR AUF REZEPT

Als tägliche Dosis werden 50 mg DHEA empfohlen, stets kombiniert mit Östrogen und Progesteron. Nach drei Monaten muss dann eine Kontrolle der Hormonwerte erfolgen und die Wirkung überprüft werden. Wichtig ist, dass der so genannte obere Normwert nicht überschritten wird.
Wenn Sie das Hormon zur Behandlung von sexuellen Störungen anwenden wollen, benötigen Sie ein Rezept. Denn DHEA ist verschreibungspflichtig. Wie generell alle Therapien wider den Frust mit der Lust geht auch diese auf Ihre eigenen Kosten. Fragen Sie Ihren Frauenarzt oder Sexualmediziner nach einer Behandlung mit DHEA und lassen Sie sich auch eingehend über etwaige Risiken in Ihrem individuellen Fall aufklären.

Placebos, Tabletten ohne Wirkstoff. Dabei wussten weder Arzt noch Patientin, welche Pillensorte zuerst verabreicht wurde. Das Befinden der Frauen wurde mehrfach mit standardisierten Fragebögen und klinischen Selbstbeurteilungsskalen zur Klärung psychosomatischer Beschwerden erfasst, gleichzeitig ihre Hormone im Blut gemessen. Das Ergebnis war eindeutig: Jene, die mindestens einen Monat DHEA erhalten hatten, waren deutlich weniger depressiv, weniger ängstlich und neigten weniger zu Zwangsvorstellungen. Gleichzeitig stieg ihr erotisches Interesse, sowohl mental als auch physisch erlebten sie ihre Sexualität positiver, Erregungsfähigkeit und Orgasmusreflexe besserten sich. Parallel dazu waren in ihrem Blut die Spiegel von DHEA und männlichen Sexualhormonen deutlich angestiegen – bis auf das normale Niveau. Nach Absetzen der DHEA-Tabletten schwanden die positiven Effekte bald wieder. Aus diesen Ergebnissen ziehen die Forscher nun den Schluss, dass DHEA bei Patientinnen mit DHEA-Mangel, die über Ängste, depressive Verstimmung und fehlende Libido klagen, künftig zur Behandlung gehören könnte. Das jedoch ist – noch – Zukunftsmusik …

Weibliche Hormone

Nicht nur der Mangel an männlichen, sondern auch an weiblichen Geschlechtshormonen kann zu Problemen im Liebesleben führen. Schließlich spielen Östrogene eine zentrale Rolle bei der Steuerung von Evas Sexualität. Hat sie zu wenig davon, sind alle Bereiche beeinträchtigt und die Qualität des sexuellen Empfindens ist geschmälert.

LOKAL ODER SYSTEMISCH?

Wird ein medizinischer Wirkstoff an der Stelle eingesetzt, wo er seine Effekte entfalten soll, spricht man von lokaler Anwendung – im Fall von Östrogenen mit Cremes oder Salben. Diese werden direkt in oder nahe der Scheide angewendet; also dort, wo sie auch wirken sollen. Der Vorteil dabei ist, dass der Wirkstoff in niedrigen Dosierungen zum Einsatz kommen kann. Das reduziert etwaige Nebenwirkungen und belastet nicht unnötig den Organismus.

Oftmals genügen geringe Dosierungen jedoch nicht, um den gewünschten Behandlungseffekt zu erreichen. Dann muss der Wirkstoff systemisch gegeben werden: in höheren Dosierungen und über den Umweg durch den Körper. Bei Östrogenen als Pflaster, Scheidenring oder eben als Tablette zum Schlucken. Der Nachteil bei der systemischen Anwendung ist, dass damit das Risiko für Nebenwirkungen steigt. Wenn es geht und die Wirkstoffmengen nicht hoch sein müssen, ist die lokale Behandlung immer vorzuziehen. Das Schlucken von Östrogen sollte, wenn irgend möglich, vermieden werden. Denn das erhöht die Menge an SHBG im Körper, was zum Libidoverlust führen kann.

Um wieder mehr Spaß an der Freud zu bekommen, empfiehlt sich also, die leer geräumten Östrogenspeicher wieder aufzufüllen. Dazu bieten sich Gels und Salben, Tabletten oder ein Ring an, der in die Scheide eingeführt wird. Allerdings sollte Östrogen nicht über einen zu langen Zeitraum angewendet werden. Bevor Sie mit einer Hormonersatzbehandlung starten, muss eine sorgfältige Nutzen-Risiko-Analyse erfolgen – gemeinsam mit Ihrem Arzt, der Sie über Vor- und Nachteile aufklären kann.

Pro und contra Östrogen

Auch bei den weiblichen Geschlechtshormonen sind Nebenwirkungen möglich. So erhöht die Gabe des weiblichen Geschlechtshormons »pur« die Gefahr für Gebärmutterkörperkrebs, weshalb es mit Progesteron kombiniert werden muss. Das Gelbkörperhormon sorgt für die regelmäßige Ablösung der Gebärmutterschleimhaut und mindert auf diese Weise die Krebsgefahr.

Wie auch bei den Androgenen müssen Nutzen und Risiken der Behandlung deshalb genau abgewogen werden. Lassen Sie sich dazu eingehend von Ihrem Arzt informieren und beraten. Hier eine kurze Übersicht über Nutzen und Risiken der Behandlung mit Östrogen.

NUTZEN UND RISIKEN VON OESTROGEN

Nutzen

- Besseres Feuchtwerden der Scheide (Lubrikation)
- Gesunde Scheidenflora
- Linderung von Wechseljahrsbeschwerden
- Verzögerung sowie Vorbeugung der Osteoporose
- Anti-Aging-Effekt: gut für Haut und Haare, jugendlicheres Aussehen
- Hinweise auf Senkung des Risikos von Dickdarmkrebs

Risiken

- Höhere Gefahr für Brustkrebs
- Größeres Risiko für Herzinfarkt und Schlaganfall
- Gesteigertes Thromboserisiko
- Gefahr einer Lungenembolie

PDE-5-Hemmer

Was ihm hilft, nützt mitunter auch ihr. Die Rede ist von PDE-5-Hemmern, die Wirkstoffe der Potenzpillen, die inzwischen weltweite Berühmtheit erlangt haben: Sildenafil, Tadalafil & Co., die Sie wahrscheinlich eher als Viagra oder Cialis kennen. In diesem speziellen Fall sei die Nennung von Handelsnamen ausnahmsweise gestattet ...

Was sich bei Erektionsstörungen bestens bewährt, könnte doch auch bei Frauen gute Wirkung zeigen. Schließlich sind die Wege zum Höhepunkt, wenngleich Evas Gehirn stärker beteiligt ist, bei ihm wie bei ihr grundsätzlich die gleichen. Zudem gibt es biologische Ähnlichkeiten der Schwellkörpergewebe von Mann und Frau.

Und siehe da, auch bei Frauen erweist sich Sildenafil als hilfreich. Es verbessert die Durchblutung der Geschlechtsorgane und damit sowohl die subjektiv empfundene wie physiologisch messbare sexuelle Erregung und Empfindung. Dies wurde auf dem wissenschaftlichen Prüfstand in zahlreichen Studien bei über 2000 Patientinnen mit Sexualstörungen untersucht. Unter anderem von der Sexualmedizinerin Laura Berman: Sie behandelte 2003 in einer Studie 202 Frauen, die unter Störungen der sexuellen Erregbarkeit litten, mit dem Potenzmittel. Über die Hälfte der Patientinnen gaben eine deutliche Verbesserung der Empfindsamkeit ihrer Klitoris während dem Geschlechtsverkehr oder der Stimulation an. Knapp die Hälfte der Frauen erlebten zudem eine Steigerung ihrer sexuellen Befriedigung. Bei sonst gesunden Frauen mit Störung der sexuellen Erregbarkeit – bei erhaltener Libido und intakter Partnerschaft – bewirkte Sildenafil eine deutliche Zunahme der erotischen Reizempfindlichkeit und Orgasmusfähigkeit. Die Freude und Zufriedenheit mit dem Sexualleben hatte sich entsprechend erhöht. Positive Wirkungen zeigten sich auch bei Patientinnen, deren sexuelle Probleme durch Medikamente bedingt waren.

Aufstieg und Fall

Drei Präparate gegen Potenzstörungen sind derzeit auf dem deutschen Markt. Ihr Wirkprofil weist Unterschiede auf, aber auch viele Gemeinsamkeiten. Doch zunächst dazu, wie PDE-5-Hemmer überhaupt wirken.

Die Muskeln im Genitalbereich gehören zur so genannten glatten Muskulatur – bei Frauen wie bei Männern. Diese glatten Muskeln können nicht willentlich angespannt oder gelockert werden. An- und Entspannung werden vielmehr autonom, ohne bewusstes Zutun von uns, über das vegetative Nervensystem geregelt. Für die Erektion des Penis sorgen Reizsignale aus dem Rückenmark dafür, dass sich die glatte Muskulatur entspannt. So schießt bis zu 20-mal mehr Blut in den Schwellkörper und er dehnt sich aus. Dadurch werden die Venen, sonst für die Blutabfuhr zuständig, zusammengepresst. Es kommt zum Blutstau und der Penis wird steif. Verantwortlich für diese »Hydraulik« ist der Botenstoff Stickstoffmonoxid, dessen chemisches Zeichen NO ist. Signalisiert das Gehirn »Lust«, wird NO vermehrt an den Nervenendigungen ausgeschüttet. Es aktiviert im Schwellkörper den Botenstoff cGMP. Dieser sorgt dafür, dass sich die Arterien weiten und eine Erektion zustande kommt.

Gegenspieler des »Erektionsmachers« cGMP ist ein Enzym namens Phosphodiesterase-5, kurz PDE-5. Es sorgt für eine Anspannung der glatten Muskulatur und verhindert so eine Erektion. Und genau hier greifen die Potenzpillen ein: Sie blockieren das lustfeindliche Enzym (deshalb PDE-5-Hemmer genannt) und cGMP wird angereichert. Die Arterien weiten sich und es kann zur Erektion kommen.

Kurz ein paar Worte dazu, wodurch sich die drei Schrittmacher der Libido unterscheiden: Sildenafil (auf dem Markt als Viagra) war der erste. Er ist bereits seit sechs Jahren zugelassen – länger als alle vergleichbaren Präparate. Der Protagonist der Potenzpillen wirkt 20 bis 60 Minuten nach der Einnahme über mehrere Stunden hinweg. Nach dem Essen oder dem Genuss von Alkohol nimmt der Körper den Wirkstoff schlechter auf, weshalb es länger bis zur Erektion dauern kann. Sildenafil darf keinesfalls mit Nitraten (Herzmedikamenten) eingenommen werden, da sich die Wirkungen potenzieren und fatale Interaktionen hervorrufen würden. Auch Arzneien, welche die Menge an Stickstoffmonoxid erhöhen, dürfen nicht gleichzeitig genommen werden.

WIE DAS HERZ ...

... so die Genitalien. Das Herzmuskelgewebe gehört zur glatten Muskulatur des Körpers, ebenso wie das Gewebe der Schwellkörper. Wir erinnern uns, dass Viagra ursprünglich als Herzmedikament angedacht war. Auch in ihren Funktionen und der nervlichen Erregbarkeit bestehen große Ähnlichkeiten zwischen dem Herzmuskel und dem genitalen Gewebe – leider ist Letzteres noch nicht so gut erforscht wie der Lebensmotor.

Die engen Parallelen zeigen sich bei Männern beispielsweise an Erektionsstörungen und Herzinfarkten. Wie der Herzmuskel ist auch der Penis mit winzig kleinen Blutgefäßen durchzogen, den Kapillaren. Sind sie nicht mehr richtig durchblutet, kommt es zu Problemen mit der Erektion. Das sind die ersten Symptome. Mit einer Verzögerung von rund fünf Jahren kann dann der Infarkt eintreten. Wer später infarktgefährdet ist, hat vielfach zunächst Probleme mit dem Stehvermögen.

Ebenso ist inzwischen erwiesen, dass Depressionen die Gefäße des Herzmuskels schädigen. Entsprechend gibt es keinen Grund, nicht anzunehmen, dass die Leiden der Seele auch im genitalen Gewebe Schaden anrichten. Nicht von ungefähr treten bei Frauen sexuelle Störungen sehr oft in Zusammenhang mit Depressionen auf.

Einer der beiden Nachfolger ist Vardenafil (auf dem Markt als Levitra). Er ist Sildenafil sehr ähnlich, jedoch erst seit 2003 in Deutschland zugelassen. Die Wirkung tritt ebenso binnen 20 bis 60 Minuten ein und hält für mehrere Stunden an. Auch Vardenafil darf niemals zugleich mit Nitraten und Arzneien genommen werden, die Stickstoffmonoxid steigern.

Der Dritte im Bunde ist Tadalafil (auf dem Markt als Cialis). Sein Effekt setzt nach etwa einer Stunde ein, hält aber danach sehr lange an. Noch 24 bis 36 Stunden nach der Einnahme kann es zur Erektion kommen. Deshalb wird dieses Mittel auch »weekend pill«, Wochenendpille, genannt. Es bietet den enormen Vorteil, dass es nach Einnahme nicht gleich recht flott zur Sache gehen muss. Tadalafil ist hierzulande ebenfalls seit 2003 zugelassen und darf – wie seine Kollegen – nicht zugleich mit Nitraten und NO-steigernden Medikamenten genommen werden.

Kopie statt Original

Seit einigen Jahren gibt es auch ein synthetisches Geschlechtshormon: Tibolon. Es wird als Alternative zur klassischen Hormontherapie angewendet. Der Clou an dem Wirkstoff ist, dass er gewebeselektiv ansetzt. Das heißt, er entfaltet in verschiedenen Geweben eine jeweils eigene, hormonartige Wirkung – ohne selbst ein Hormon zu sein. An Knochen, Gehirn und Scheide wirkt Tibolon wie ein Östrogen, in der Gebärmutterschleimhaut wie ein Gelbkörperhormon und ein mildes Androgen. Besonders die dezente androgene Wirkung ist ein sehr erwünschter Effekt. Damit sinkt der Spiegel an SHBG, und der Anteil an freiem Testosteron und Östrogen erhöht sich. Zudem klettert der Wert an DHEA in die Höhe.

Durch diesen trickreich kombinierten Ansatz bessern sich die körperlichen Beschwerden in den Wechseljahren wie auch die

Stimmung und der Knochenstoffwechsel. Damit nicht genug: Mit das Beste an der Hormonkopie ist die Wirkung auf die sexuelle Lust. Die nämlich nimmt zu. In einer Studie wurden 264 Frauen nach der Menopause ein Jahr lang mit dem synthetischen Hormon oder einer Östrogen-Gestagen-Kombination behandelt. Die meisten hatten damit häufiger Geschlechtsverkehr und außerdem mehr Spaß am Sex.

Tibolon ist in Deutschland zugelassen und kann anstelle einer Hormon-Substitution verschrieben werden.

Aus dem seelischen Tief ...

... zum erotischen Hoch. Im Klartext: Ein Medikament gegen Depressionen hilft bei sexuellen Störungen. Der Wirkstoff wider die Schatten auf der Seele heißt Bupropion und hat einen direkten Draht zum Lustzentrum im Gehirn. Denn er kurbelt den Stoffwechsel des Nervenbotenstoffs Dopamin im Hypothalamus (s. S. 113) an. Sie erinnern sich? Genau, dieser Botenstoff spielt eine entscheidende Rolle bei der sexuellen Erregung.

Wie gut sich das Antidepressivum zur Steigerung der weiblichen Libido macht, haben mehrere Studien und inzwischen auch die praktische Erfahrung gezeigt: Bupropion erhöht das erotische Verlangen und verbessert die sexuellen Funktionen bei Frauen, die nicht depressiv sind. Während der Behandlung nehmen die sexuellen Phantasien, Erregung und das Verlangen nach Sex deutlich zu. Die Steigerung der Libido ist dabei nicht auf die antidepressive Wirkung des Medikamentes zurückzuführen – schließlich litten die behandelten Frauen nicht unter Depressionen. Vielmehr hat Bupropion offensichtlich einen unabhängigen Einfluss auf die Steuerung der sexuellen Funktion, da es direkt im Gehirn angreift.

Das Antidepressivum ist übrigens auch der Wirkstoff eines

Raucherentwöhnungsmittels – ein vielseitig begabtes Arzneimittel. Das Medikament zur Raucherentwöhnung ist in Deutschland auf Rezept erhältlich, jedoch nicht offiziell für die Behandlung von sexuellen Störungen zugelassen.

Dilatatoren und Pumpen

Neben Medikamenten kommen auch technische Hilfsmittel in der Sexualmedizin zum Einsatz, besonders bei Schmerzen. So muss eine Patientin mit Vaginismus sowohl psychotherapeutisch behandelt, aber auch gegen die Schmerzen desensibilisiert werden. Das geschieht durch kleine Dilatatoren, die in die Scheide eingeführt werden – im Grunde Dildos in verschiedenen Größen. Eine Variante sind kleine Pumpen, die eigentlich zur Geburtsvorbereitung angewendet werden.

Was Schwangere zur Dehnung des Beckenbodens einsetzen, kann auch Frauen mit Vaginismus wirksam helfen: Die kleine Pumpe namens Epi-No wird in die Scheide eingeführt, dann der Druck erhöht und so das Volumen innerhalb des Körpers langsam gesteigert. Der Vorteil ist, dass die Patientin die Volumenzunahme selbstständig und abgestimmt auf ihr Schmerzempfinden dosieren kann. Ganz bequem zu Hause, sodass auch regelmäßige Praxisbesuche wegfallen. Die Pumpe nimmt zwar nicht unmittelbar den Schmerz, hilft aber, sich daran zu gewöhnen und so stetig weniger Angst vor dem Verkehr zu haben.

»Let's talk about sex ... »

Im Gespräch mit Dr. Johann Sievers

Birgit Frohn und Claudia Praxmayer: Was nimmt uns die Lust an der Lust?
Dr. Johann Sievers: Frauen sind heute oft einer hohen Belastung ausgesetzt. Das spielt eine sehr große Rolle für die Sexualität: Die Libido vieler Frauen ist erschöpft, weil sie einfach müde sind. Job und Karriere, Familie und Partnerschaft sowie das »bisschen Haushalt« fordern ihren Tribut. Besteht dann endlich mal Gelegenheit, sich ausgiebig zu entspannen, kehrt meist auch die Lust wieder zurück. So haben viele Paare im Urlaub um einiges häufiger und auch besseren Sex.

Darüber hinaus gibt es auch biologische Gründe dafür, wenn ihre Libido abnimmt. Beispielsweise die Verhütung mit der Antibabypille. Das führt unter anderem zu einem Anstieg des so genannten Sexual Hormon Binding Globulin, kurz SHBG, das Testosteron bindet. Damit sinken die Mengen an freien Sexualhormonen wie vor allem dem freien Testosteron und mit ihnen die Libido. Weiblicher Libidomangel kann allerdings leider auch ein von ärztlicher Seite verursachtes Problem sein. Früher wurde bei vielen Frauen, auch mitunter zu voreilig, die Gebärmutter entfernt. Aus Gründen der Vorbeugung von Eierstockkrebs wurden die Eierstöcke oft gleich mit entnommen. Dadurch geht die Bildung von Testosteron um oft bis zu 50 Prozent zurück, denn in den Eierstöcken wird ein Teil des Hormons gebildet – der andere stammt aus den Nebennierenrinden. Mit dem Mangel an Testosteron sinkt die Libido.

Wird möglicherweise zu viel Aufhebens um Sexualität gemacht?
Einerseits schon, denn schließlich ist Erotik eine gute Möglichkeit, Aufmerksamkeit auf sich zu ziehen. Das wird erfolgreich ausgenutzt – vor allem durch die Werbung. Bei Problemen mit der Se-

xualität ist es allerdings enorm wichtig, »Aufhebens« darum zu machen. Eine gute und enge Bindung hat sexuelle Anteile, also eine ausgeprägte physische Komponente. Fällt diese weg, weil die Partner nicht mehr miteinander schlafen und kaum noch anderweitig körperlichen Kontakt haben, leidet die Beziehung. Die Paarbindung nimmt ab, was die Partnerschaft gefährdet. So erlebe ich in meiner Praxis häufig, dass solche Beziehungen leicht auseinandergehen. Deshalb sollten Paare, auch wenn Sex gerade nicht klappt, dennoch oft körperlich zusammen sein: Haut an Haut, kuscheln und schmusen. Partnerschaften, in denen ausreichend körperlicher Kontakt besteht, sind ungleich stabiler. Denn Körper scheinen sich über die Haut zu verständigen, zu synchronisieren und zu verbinden. Ideal ist die Löffelchenstellung für maximalen Hautkontakt.

Fühlen sich Frauen gestresst in Sachen Sex?
Vielleicht weniger durch eigenen Leistungsdruck, als vielmehr durch die Ansprüche ihres Partners: Er möchte es jetzt. Also geben Frauen diesen vermuteten Wünschen nach, allerdings manchmal ohne echte Lust darauf. Sex ohne Libido kann leicht zu einer Abneigung führen – ebenso wie Essen, ohne Hunger zu haben.

Über sexuelle Wünsche zu sprechen, fällt vielen Menschen schwer. Wie kann ihnen diese Angst genommen werden?
Indem sie sich wirklich Zeit nehmen dafür und sich mal einen ganzen Abend für dieses Thema reservieren – neugierig und ehrlich. Dabei sollten die Partner auch vorbehaltlos die eigenen Wünsche und scheinbar »verbotene« Dinge ansprechen. Das bringt sehr viel, denn der sexuelle Mikrokosmos des Partners ist meist verblüffend unbekannt. Die Angst, dass offene Worte falsch verstanden, für anormal oder ungehörig gehalten zu werden, ist meist unbegründet. Vielmehr besteht die Gefahr, dass die eigenen Tabus und die beim Partner vermuteten, Sex zur Belanglosigkeit maskieren.

Wenn ein Paar große Schwierigkeiten hat, sich über seine sexuellen Wünsche auszutauschen, empfiehlt sich die Unterstützung durch einen Moderator wie einen Sexual-Therapeuten.

Ein erheblicher Teil der sexuellen Phantasien ist unentdeckt.

Mit welchen Problemen kommen Frauen zu Ihnen in die Praxis?
Relativ viele leiden unter Libidostörungen. Die Lust ist abhanden gekommen. Ein großes Problem, von dem rund 30 Prozent der Frauen betroffen sind. Einige haben Beschwerden beim Sex, Schmerzen oder ein Druckgefühl in der Scheide. Ein Viertel der Patientinnen hat Erregungsstörungen und Probleme mit dem Orgasmus. Beispielsweise dauert es länger, bis sie zum Höhepunkt kommen oder sie haben Störungen mit der Lubrikation – die Scheide bleibt zu trocken. Viele Frauen möchten auch Informationen über den »vaginalen Orgasmus«: Sie wollen Techniken erlernen, wie sie beim Verkehr – ohne zusätzliche Stimulation – zum Höhepunkt kommen können.

Wie kann Frauen die Schwellenangst vor der sexualtherapeutischen Praxis genommen werden?
Sex ist ein Grundbedürfnis und so normal wie Essen und Trinken. Libido hat dabei eine vergleichbare Funktion wie der Hunger. Niemand würde sich schämen, zu sagen, dass er keinen Hunger mehr hat. Da man nicht leben kann, wenn man nicht isst, geht man zum Arzt und lässt sich untersuchen. Genauso führt ein Mangel an Libido dazu, dass Sex nicht mehr stattfindet. Dann ist die Partnerschaft bedroht. Deshalb ist es auch hier wichtig, sich untersuchen zu lassen. Wer an einer Herzstörung leidet, geht zum Kardiologen. Wer an einer Sexualstörung leidet, sollte sie ebenfalls vom Facharzt abklären lassen.

Nach meiner Erfahrung ist der Gang zum Sexualmediziner allerdings noch nicht sinnvoll, wenn nur kurzfristige Probleme auftreten – also beispielsweise die Libido mal schwächer ist als gewohnt. Bei solchen leichten Schwierigkeiten ist es gut, erst einmal abzuwarten. Treten jedoch ernste Störungen auf, die partnerschaftlich relevant sind und vielleicht sogar die Beziehung bedrohen, heißt es, aktiv zu werden. Wichtig ist, dass das Problem geklärt wird und dass die Betroffenen verstehen, was mit ihnen los ist. Dabei sollten die Patientinnen wissen, dass das alles ganz natürlich ist. In der Praxis vermitteln wir, dass es sich um eine rein medizinische Angelegenheit handelt. Etwas, über das wir tagein, tagaus sprechen und das überhaupt nichts Besonderes ist. Sondern eine Körperfunktion, die gestört sein kann und die sich ohne Behandlung vermutlich langfristig eher verschlimmern wird.

Was können Ärzte tun, um ihren Patientinnen aus dem Lustfrust zu helfen?
Sie können ihnen vor allem vermitteln, dass es heute therapeutische Möglichkeiten gibt, das Problem zu lösen. Erst wenn man sich darauf einlässt und sich damit auseinandersetzt, kann man die Störung verstehen. Wichtig ist es, das Problem nicht vor sich herzuschieben, sondern den Entschluss zu Diagnose und Behandlung zu fassen und medizinische Hilfe in Anspruch zu nehmen.

Meist sind die Frauen sexuell glücklicher, die offen und neugierig sind und sich an unbekannte Ufer wagen.

Können Frauen Problemen mit der Sexualität vorbeugen?
Unter anderem damit, dass sie ihre Sexualität nie einschlafen lassen, sondern aktiv bleiben – auch wenn die Libido mal nur gering ist. Auch in vergleichsweise »lustarmen« Phasen sollte sich eine Frau erotisch betätigen. Das Begehren geht sonst immer weiter zurück. Bei schwereren und dauerhaften sexuellen Störungen ist professionelle Hilfe erforderlich.

Natürlich gehört zur Vorbeugung auch ein gesunder Lebensstil. Der Körper sollte möglichst in guter Verfassung gehalten werden. Andernfalls ist die Ausgangslage ungünstig – negative Rückwirkungen auf die Sexualität inbegriffen. Ganz besonders wichtig ist regelmäßige Bewegung. Denn sie hat neben einer guten Durchblutung des Beckenbodens den schönen Nebeneffekt, dass sie die Bildung von Testosteron und damit die Libido ankurbelt. Frauen, die regelmäßig Sport treiben, haben mehr Energie, fühlen sich seelisch besser und haben weniger Depressionen.

Leistungsfähige Körper und gesunde Sexualität hängen unmittelbar miteinander zusammen.

Was raten Sie den Partnern der betroffenen Frauen?
Häufig ist es so, dass die Frau nicht offen über ihre Probleme spricht. Sie gibt stattdessen vor, müde zu sein oder hat andere Ausreden. Anfangs akzeptiert der Partner das noch. Dann stellt sich aber zunehmend Unsicherheit ein. Hat sie einen anderen? Findet sie mich nicht mehr erotisch? Liegt es an mir? Das führt zu psychischen Konflikten, die viel intensiver sind, als die meisten Frauen vermuten. Diese Konflikte können eine fatale Eigendynamik entwickeln und sich auch verlagern: Das Paar streitet sich häufiger, der eigentliche Grund ist aber die Frustration im Bett.

Die Partner der Betroffenen sollten daher versuchen, die Frustration zu verstehen und eine souveräne Position einzunehmen: Erkennen, dass die Partnerin ein Problem hat und ihr mitfühlend Hilfestellung und ein vertrauensvolles Gespräch anbieten.

Wissen wir tatsächlich genug über Sexualität oder gibt es da immer noch Bildungslücken?
Es gibt viele falsche Vorstellungen über Sexualität. Vor allem durch erotische Filme werden verkehrte Anschauungen geprägt. Zudem bestehen echte Informationslücken. Besonders zwischen den Partnern über das, was deren Sexualität ausmacht und welche Wünsche er/sie hat. Raffinesse entsteht durch Neugier und Offenheit sowie durch Lern- und Mitteilungsbereitschaft.

Special: Definitionen – Worüber reden wir?

Was Sie schon immer wissen wollten ... In diesem Fall nichts über Sex an sich, sondern über Probleme damit. Derer gibt es viele, bei Männern wie Frauen und in jedem Alter. Unter den einigermaßen eckigen Begriff »sexuelle Funktionsstörungen« fällt ein großer Komplex von Symptomen und Beschwerden. Lassen Sie sich übrigens nicht von dem Begriff »Störung« stören – das ist eben Medizinersprache ...

Zurück zu unserem Thema. »Gestört« können alle Ebenen des sexuellen Erlebens sein. Zum einen das Lustempfinden. Man spricht dann von Libidostörung und -verlust. Zum anderen kann es Probleme mit der körperlichen Erregung geben. Dabei haben Frauen unter anderem eine zu trockene Scheide oder Schmerzen beim Verkehr, Männer haben Schwierigkeiten, eine Erektion zu erreichen oder aufrechtzuerhalten. Zudem gibt es Orgasmusstörungen: Die betroffenen Frauen kommen nur sehr schwer und mitunter überhaupt nicht zum Orgasmus. Zur besseren Orientierung folgt eine Übersicht über die verschiedenen Störungen und deren Anzeichen.

Störungen der Libido

Eine Verminderung des sexuellen Verlangens beziehungsweise Interesses ist die häufigste sexuelle Störung bei Frauen. Sie ist geprägt durch eine geringere sexuelle Motivation, weniger erotische Gedanken oder Phantasien und fehlendes Lustgefühl. Einige Frauen vermissen das sexuelle Begehren: Sexualität wird zu etwas Unwichtigem und verliert an subjektiver Bedeutung. Mitunter kann auch eine sexuelle Aversion bestehen, eine starke Abneigung gegen einen Partner und Vermeiden jeglichen sexuellen Kontakts mit ihm.

Oftmals hat die Störung keine primär körperlichen Ursachen,

sondern ist Folge oder Begleiterscheinung einer anderen Krankheit oder der Einnahme von Medikamenten.

Störungen der Erregung

Man spricht von einer Erregungsstörung, wenn die sexuelle Erregung trotz adäquater Stimulation fehlt oder im Vergleich zu früher stark vermindert ist. Anzeichen sind ein nur minimales Anschwellen der Schamlippen und eine geringe Feuchtigkeit der Scheide bei jeglicher sexueller Stimulation. Dazu ist die sexuelle Wahrnehmung bei der Stimulation der Genitalien vermindert.

Störungen des Orgasmus

Trotz einer selbst empfundenen starken sexuellen Erregung kommt es nicht zum Orgasmus: Die Schwelle zum Höhepunkt kann nicht überwunden werden. Oder aber, das Orgasmusgefühl ist stark vermindert. Bei einigen Frauen tritt die sexuelle Reaktion auch verzögert ein. Es dauert länger, bis sie zum Orgasmus kommen.

Schmerzen beim Sex

Bei Schmerzen, die beim Verkehr auftreten, spricht man von Dyspareunie: Das Einführen des Penis kann zu Missempfindungen führen, die Schmerzen können aber auch während oder nach dem Verkehr auftreten. Die Beschwerden können im Scheideneingang, in der Tiefe der Scheide oder im Unterbauch empfunden werden und zu einer Vermeidung sexueller Kontakte führen.

Als Vaginismus wird ein Scheidenkrampf bezeichnet. Er verursacht anhaltende oder wiederholt auftretende Probleme beim Einführen des Penis, Fingers und/oder jeglichen Objektes in die Scheide – obwohl die Bereitschaft dazu besteht.

SELBST IST DIE FRAU

Zugegeben, nicht alle erotischen Probleme kann Frau selbst in die Hand nehmen. Bei tiefgreifenden Schwierigkeiten in der Beziehung oder bei körperlichen Malaisen ist der Rat von Fachleuten gefragt. Doch nicht immer stecken hinter der Flaute im Bett gleich schwerwiegende Hindernisse oder Erkrankungen. Oft sind der hektische Alltag, Stress im Job oder erotische Eintönigkeit schuld daran, dass das Feuerwerk der Lust nicht mehr so recht zünden will. Das müssen Sie nicht hinnehmen. Macht Ihnen Stress zu schaffen, lautet das Zauberwort »Entschleunigung«. Mit etwas Willenskraft und geeigneten Methoden, von denen wir Ihnen einige auf den nächsten Seiten vorstellen möchten, können Sie lernen, sich gezielt zu entspannen. Damit schaffen Sie gute Voraussetzungen, Ihre Lust wieder erblühen zu lassen. Oder steht Ihnen der Sinn nach etwas mehr Abwechslung im Bett? Dann ist es Zeit für mehr Selbst-Bewusstsein: Werden Sie sich klar darüber, was Sie wollen und reden Sie mit Ihrem Partner. Denn nur wer sagt, was er will, bekommt auch den Sex, den er sich wünscht. Auch dazu mehr auf den nächsten Seiten.

Entspannt kommt besser

Albert Einstein gilt als Genie, weil er die Relativität der Zeit entdeckt hat. Hätte der Physiker uns gefragt – er hätte nicht schlecht gestaunt, was wir ihm alles darüber erzählen könnten. Zum Beispiel, dass der Uhrzeiger manchmal regelrecht auf der Stelle klebt und ein anderes Mal rasend seine Runden dreht. Zeit ist ein seltsames Phänomen. Je mehr einem davon zur Verfügung steht, umso langsamer verstreicht sie. Aber wehe, es herrscht Zeitnot. Gerade dann verrinnt sie so schnell, dass alle Eile nichts mehr nützt.

Zeitnot und ihr Begleiter Stress sind Übel, an denen wir alle mehr oder weniger leiden. Wir ächzen unter steigenden Anforderungen im Beruf, aber auch im Privatleben. Und wünschen uns, wir würden mehr Zeit finden – für Phasen des Nachdenkens, der Entspannung und der Zweisamkeit. Zwar wissen wir, dass Beziehung, Zärtlichkeit und Sex leiden, wenn Druck und Hektik zu groß werden. Wie sehr, haben Sie ja bereits gelesen. Aber ein wirksames Mittel gegen Momos »graue Herren« zu finden, ist gar nicht einfach.

Zuerst einmal müssen wir uns klar machen, dass Zeit eine Ressource ist, die man weder kaufen noch konservieren kann. Wir können sie nur nutzen und das sollten wir möglichst sinnvoll und effektiv tun. Das eigene Zeit-Management zu verbessern, erfordert natürlich erst einmal Arbeit. Aber der Einsatz lohnt sich: Wer sich auf die Dinge konzentriert, die wirklich wichtig sind, steigert seinen Erfolg und auch die Zufriedenheit. Gezieltes Planen bringt Zeitgewinn – ein Bonus auf der Habenseite, der dann für die schönen Dinge wie Zeit zu zweit zur Verfügung steht. Und wer die Übersicht über seinen Tagesablauf behält, hat gute Chancen, die Hektik besser in den Griff zu kriegen. Ach ja, und verabschieden Sie sich von Ihrem Perfektionismus. Meist machen wir uns damit das Leben nur selber schwer. Dinge, die wir gerne tun, werden zugunsten von selbstauferlegten Pflichten aufgeschoben. Da steht beispielsweise immer mittwochs der Hausputz an. Zu dumm, dass Sie deshalb den schönen Sommerabend nicht mit Ihrem Liebsten genießen können. Obwohl das eigentlich genau das ist,

WENN ZEITNOT IM JOB DROHT ...

Hier ein paar Tipps, wie Sie Zeitfallen im Job enttarnen und ihnen wirkungsvoll begegnen können:

Was Du heute kannst besorgen ...
Wir tun es alle: Unangenehme Dinge auf die lange Bank schieben. Bis es so eng wird, dass wir unter Stress geraten.
Gegenstrategie: Erstellen Sie täglich eine Prioritätenliste und legen Sie fest, welche Aufgaben mehr oder weniger wichtig sind. So behalten Sie den Überblick!

Mit Feuereifer dabei ...
Das ist zwar genau das Gegenteil von »auf die lange Bank schieben«, kann aber trotzdem eine Zeitfalle sein. Denn wer sich mit voller Energie, aber planlos in die Arbeit stürzt, kann schnell die Übersicht verlieren.
Gegenstrategie: Auch hier hilft eine Prioritätenliste. Selbst wenn es stressig wird, sollten Sie sich Zeit für eine Tagesplanung nehmen. So vermeiden Sie, dass Sie sich verzetteln.

Das Genie beherrscht das Chaos ...
Klar, jeder hat seinen eigenen Arbeitsstil. Aber wer ständig nach Unterlagen suchen muss, verliert unnötig Zeit.
Gegenstrategie: Einmal täglich Klarschiff auf dem Schreibtisch machen. Am besten abends, damit Sie den nächsten Tag produktiv starten können.

Quertreiber unerwünscht ...
Das Telefon klingelt, es klopft an der Tür und die E-Mails rollen wie ein Tsunami in die Mailbox – hier hat die Konzentration keine Chance. Und darunter leidet die Effizienz. Vor allem, wenn schwierige oder unangenehme Aufgaben zu erledigen sind.

Gegenstrategie: Strukturieren Sie Ihren Arbeitstag. Versuchen Sie, die schwierigen Dinge in ruhigen Zeiten – z.B. gleich morgens – zu erledigen. Oder blocken Sie bewusst Zeit für solche Dinge aus, lassen Sie die Mailbox zu und informieren Sie Ihre Kollegen, dass Sie nicht gestört werden möchten.

wonach Ihnen der Sinn steht. Ganz ehrlich: Wahrscheinlich würde außer Ihnen keiner merken, wenn der Staubsauger ausnahmsweise arbeitslos bliebe. Schieben Sie solche lästigen Pflichten ab und an einfach auf. Wer weiß, vielleicht zieht ohnedies bald ein ausgedehntes Tief auf. Oder der wöchentliche Großeinkauf freitags nach Büroschluss: Warum verlegen Sie den nicht gelegentlich auf den Samstagvormittag und machen daraus ein Happening mit Ihrem Partner? Macht zu zweit mehr Spaß, geht schneller und bringt gemeinsame Zeit. Danach noch irgendwo nett einen Kaffee trinken … Solche spontanen Befreiungsaktionen – raus aus der üblichen Routine – setzten Energie frei. Oftmals ist es nämlich nur unser eigener Perfektionismus, der uns die schöne Zeit stiehlt. Zeit, die so wichtig wäre für Partnerschaft, Liebesleben und entspannten Sex.

Wo wir schon beim Planen sind: Eine Sache, die gerade Frauen oftmals schwerfällt, ist, Zeit für sich selbst zu nehmen! »Leichter gesagt, als getan«, werden Sie jetzt vielleicht denken. Erst kommen Familie und Job, danach wollen noch Freundinnen mit Liebeskummer verarztet werden, von lästigen Erledigungen und administrativen Pflichten ganz zu schweigen. Wo soll da noch Zeit übrig bleiben? Sie haben Recht, der Alltag mit all seinen Herausforderungen hält einen ganz schön auf Trab. Wer hier nicht ab und zu aktiv Zeit für sich selbst einplant, bleibt auf der Strecke. Dabei ist es ungemein wichtig, sich gelegentlich ganz unabhängig vom

Partner zu entspannen. Ob das beim Sport, in der Wellness-Oase oder einfach bei einem ausgedehnten Spaziergang durch den Herbstwald ist. Die Beziehung kann von einer solchen »egoistischen« Maßnahme nur profitieren. Denn wer sich selbst Gutes tut, ist insgesamt zufriedener und das kommt letztlich auch dem Partner und der Beziehung entgegen. Zudem helfen uns diese kleinen Auszeiten beim Abschalten. Wir können im »Hier und Jetzt« leben, anstatt immer an unerledigte Arbeit, Haushalt und Kinder zu denken. Es ist genau diese Art von Ruhe und Gelassenheit, die es braucht, um genussvoll Sex zelebrieren zu können. Gute Gründe, mal wieder Oma für ein paar Stunden einzuspannen oder den Babysitter zu bestellen, oder?

Den Alltag von unnötigem Ballast befreien, den Job und das tägliche Leben mit kleinen Tricks effizienter gestalten und sich gelegentlich eine Auszeit nehmen – wer das beherzigt, wird nicht nur bald Gutschriften auf dem Zeit-, sondern auch auf dem Liebeskonto finden. Aber Sie können noch viel mehr tun, um so richtig runterzukommen. Wir haben auf den nächsten Seiten ein paar Tipps für Sie zusammengestellt, die Ihnen schnell und praktisch zu noch mehr Gelassenheit verhelfen können. Bestimmt ist auch etwas dabei, das Sie anspricht. Probieren Sie es aus!

Richtiges Atmen entspannt

Schon die Inder wussten, dass Atmen Leben ist. Im Sanskrit, der klassischen indischen Hochsprache, gibt es für »Atem« wie für »Leben« das gleiche Wort: »Prana«. Prana bedeutet soviel wie »Lebensodem«. Womit schon ausgedrückt wird, wie wichtig die richtige Atmung für unsere Gesundheit ist. Sie verbessert die Zellatmung, der Stoffwechsel normalisiert sich und alle Körperfunktionen werden angeregt; inklusive Hormonproduktion, Spermienbildung und Follikelreifung. Zudem wird die Konzentrationsfähigkeit gesteigert und die innere Ruhe wächst.

Beobachten Sie sich einmal selbst: Unter Anspannung und in stressigen Situationen wird auch die Atmung hektischer, weniger tief. Manch einer hält dabei, ohne es zu merken, im wahrsten Sinne des Wortes die Luft an. Aber nicht nur Stress setzt unserer Atmung zu, sondern auch beengende Kleidungsstücke oder seltsame Angewohnheiten, wie beispielsweise den Bauch einzuziehen – favorisiert in der Damenwelt zugunsten einer schlanken Silhouette. Die kleine Rundung wird einfach mit Willens- und Muskelkraft »weggemogelt«. An vernünftige Atmung ist dabei natürlich nicht mehr zu denken.

Dabei lohnt es sich, das Augenmerk auf die Atmung zu richten. Wie gesagt, richtiges Atmen gibt unserem Körper weit mehr als nur lebenswichtigen Sauerstoff. Deshalb können Atemübungen helfen, das innere Gleichgewicht zu fördern.

Eine Atemübung, die sich bestens zum Entspannen eignet, kommt aus dem Ayurveda: Pranayama. Sie ist einfach durchzuführen und auch gut zur Einstimmung für eine Meditation geeignet. Und so geht's:

- Setzen Sie sich bequem auf einen Stuhl oder im Schneidersitz auf den Boden und atmen Sie mehrmals hintereinander ruhig ein und aus. Versuchen Sie, Kopf und Rücken möglichst gerade zu halten – Kopf, Schultern und Hüften sollten eine Linie bilden – und legen Sie Ihre linke Hand vor den Bauch.
- Nun verschließen Sie mit dem rechten Daumen das rechte Nasenloch und atmen langsam durch das linke Nasenloch ein. Wenn Sie eingeatmet haben, verschließen Sie das linke mit Ihrem Ringfinger, öffnen das rechte Nasenloch wieder und atmen langsam aus.
- Atmen Sie wieder durch das rechte Nasenloch ein. Wenn Sie

eingeatmet haben, verschließen Sie mit dem Daumen das rechte Nasenloch, öffnen das linke und atmen dadurch aus.

- Diesen Zyklus – links einatmen, rechts ausatmen und rechts einatmen, links ausatmen – wiederholen Sie insgesamt viermal.
- Mit ein wenig Übung können Sie die Anzahl der Zyklen langsam jeweils um zwei steigern, bis Sie 16 Atemzyklen durchführen können.

Schlafe mein Kindlein …

Sie lesen richtig. Mit ausreichend Schlaf können Sie Ihr Liebesleben tatsächlich verbessern. Denn Schlafmangel ruft im Körper typische Stressreaktionen hervor, beeinflusst Stoffwechsel und den Hormonhaushalt negativ. Das wirkt sich natürlich auch nachteilig auf unsere Sexualität aus. Und mal ganz ehrlich: Wer ständig zu wenig Schlaf bekommt, ist nicht immer bester Laune. Von den unschönen dunklen Ringen unter den Augen ganz zu schweigen.

Sieben bis acht Stunden, so meinen Schlafforscher, ist die optimale Zeitspanne, um am nächsten Tag fit aus den Federn zu springen und dauerhaft gesund zu bleiben. Wer gut ausgeruht ist, hat auch am Abend noch Energie übrig, sich den schönen Seiten des Lebens zu widmen. Denn ein Bett ist ja nicht nur zum Schlafen da …

Haben Sie gelegentlich Schwierigkeiten, abends in Morpheus Arme zu sinken? Dann sollten Sie einmal die nachfolgenden Tipps versuchen:

Fußmassage

Massieren Sie Ihre Füße vor dem Schlafengehen sanft mit etwas Sesamöl. Vielleicht können Sie Ihren Partner darum bitten? Garantiert ein wunderschönes Erlebnis, das zuverlässig erholsamen Schlaf bringt.

Schlaftrunk
Ein sicherer Schlummertrunk ist eine Tasse heiße Milch vor dem Zubettgehen. Wenn Sie möchten, können Sie die Milch auch mit zwei bis drei Fäden Safran oder einer Mischung aus Zimt, Nelken, Ingwer und Kardamom würzen. Denn diese Gewürze fördern zudem die Verdauung.

Beruhigende Bäder
Ein abendliches Vollbad mit einem Zusatz beruhigender Kräuter wie Hopfen, Melisse, Lavendel oder auch Sandelholz bringt die Nerven zur Ruhe und lässt die Geschehnisse eines aufregenden Tages besser verarbeiten. Kann man auch herrlich zu zweit genießen …

Ruhiger Ausklang
Beschließen Sie den Tag möglichst mit Dingen, die Sie entspannen und die Ihnen angenehm sind: Gehen Sie noch eine Runde spazieren, lesen ein schönes Buch oder kuscheln Sie unter der warmen Bettdecke ausgiebig mit Ihrem Liebsten.

Fußarbeit: Reflexzonen-Massage

Die Fußmassage rangiert bei »Genussspechten« ganz oben auf der Beliebtheitsskala. Das hat seinen Grund: Eine Massage der Füße ist nicht nur ein besonders sinnliches, sondern mitunter auch ein sehr gesundes Erlebnis. Vor allem, wenn dabei bestimmte Punkte, die so genannten Reflexzonen, ins Spiel kommen.

Die Massage der Fußreflexzonen gehört zu den ältesten natürlichen Heilweisen. Diese Behandlung basiert auf der Vorstellung, dass die Füße den gesamten Körper und alle seine Organe verkleinert widerspiegeln. Den verschiedenen Körperteilen und Organen sind bestimmte Zonen an den Fußsohlen, an den Innen- und Außenseiten sowie auf dem Fußrücken zugeordnet. Die Füße stellen gewissermaßen eine kleine »Landkarte« des gesamten Organismus dar, in der die Körperteile und Organe entsprechend ihrer Lage im Körper eingetragen sind. Das Massieren der Reflexzonen durch intensives Streichen mit den Fingerkuppen übt einen Reiz auf das Unterhautbindegewebe aus, über den die zugeordneten Organe und Körperbereiche reflektorisch beeinflusst werden können.

Eine solche »Fuß-Therapie« wirkt sich positiv auf Ihre Entspannung und Libido aus. Da die Massage der Reflexzonen emotionale und körperliche Blockaden auflösen kann, hilft Sie Ihnen mitunter auch dabei, sich den Gefühlen und den Bedürfnissen Ihres Partners zu öffnen. Außerdem wird sie zu einem herrlich sinnlichen Erlebnis, wenn Sie die Massage gemeinsam mit Ihrem Liebsten durchführen. Die gegenseitige Berührung und der wechselseitige Austausch von Energien sorgen für einen erotischen Kick.

HEILSAMES LIEBESSPIEL ...

Auch Sex ist eine Form der Reflexzonenmassage – zweifelsohne die angenehmste. Denn sowohl in der Scheide wie am Penis finden sich die den einzelnen Organen und Bereichen des Körpers zugeordneten Reflexzonen. Jedes Mal, wenn Sie mit jemandem schlafen, vollziehen Sie – zusätzlich zu den anderen Genüssen – auch noch gegenseitige Gesundheitspflege. Im Tao der Liebe wird daher auch bei Beschwerden die »Massage« der jeweils zugehörigen Reflexzone empfohlen: Mittels bestimmter Stellungen lassen sich ganz gezielt die verschiedenen Reflexbereiche behandeln.

Das Gute an der Fußreflexzonen-Massage: Sie eignet sich hervorragend zur Selbst- und Partnerbehandlung. Alles, was Sie wissen müssen, sind die Lagen der einzelnen Reflexzonen und ein paar Grifftechniken. Mittlerweile gibt es eine ganze Reihe guter Bücher zu diesem Thema. Falls Sie aber gleich loslegen möchten, haben wir hier ein paar der wichtigsten Punkte in Sachen Libido für Sie zusammengestellt:

Massage

Die folgende Behandlung sollte nicht im Alleingang, sondern mit dem Partner durchgeführt werden. Der beste Ort dafür ist, wie könnte es anders sein, das Bett.

- Als Erstes behandeln Sie die Zonen von Hypophyse, Epiphyse und Hypothalamus mit einer ausgleichenden Massage.
- Danach massieren Sie die Zone des Solarplexus.
- Die Zonen der weiblichen wie männlichen Geschlechtsorgane behandeln Sie mit einer aktivierenden Massage.
- Nun massieren Sie die Zonen der äußeren Genitalien, der Scheide beziehungsweise des Penis. Sie befinden sich an der Fußsohle, und zwar im untersten Drittel der Fersenauftrittsfläche. Hier behandeln Sie – wie könnte es anders sein – mit einer aktivierenden Massage.
- Abschließend streichen Sie den behandelten Fuß aus und massieren in der gleichen Weise am anderen Fuß.

Akupressur

Sie hat nichts mit fernöstlichem Hokuspokus oder schickem Wellness-Trend zu tun. Akupressur löst Blockaden, macht Lust und ist ein bewährtes Element der traditionellen chinesischen Medizin. Sie ist eine ideale Methode zur Selbstbehandlung unterschiedlichster Beschwerden. Stress, Anspannung, innere Unruhe oder Angstzustände lassen sich hervorragend mit dieser traditionellen Heilweise bekämpfen.

Meridiane

Alle Organe des Körpers werden laut traditioneller chinesischer Medizin durch ein »Leitsystem«, die so genannten Meridiane, mit Energie versorgt. Ist der Energiefluss eines Meridians gestört, kommt es zu einer Blockade und das korrespondierende Organ erkrankt.

Nach der traditionellen chinesischen Medizin ist es wesentlich, die beiden gegensätzlichen, aber sich ergänzenden Kräfte Yin und Yang im Gleichgewicht zu halten. Befinden sie sich im Einklang, sind wir gesund und fühlen uns wohl. Durch Drücken und Massieren bestimmter Punkte auf den Meridianen, den Energieleitbahnen, können wir den Fluss der Energien im Körper anregen und energetische Blockaden abbauen. Gleichzeitig entfaltet Akupressur eine sehr entspannende Wirkung auf den gesamten Organismus. Kraft all dieser Effekte ist die Druckpunktmassage besonders gut dazu geeignet, Stress und Anspannung zu vermindern – auch, wenn ungelöste emotionale oder sexuelle Konflikte der Auslöser sind. Denn gerade hier setzt die positive Wirkung der Akupressur an: Sie harmonisiert Energien – auch die sexuellen.

WAS NIEREN UND SEX MITEINANDER ZU TUN HABEN

Nach Auffassung der traditionellen chinesischen Medizin wird die sexuelle Aktivität von den Nieren gesteuert. Deren Funktion und Gesundheit kann durch ungesunde Ernährung, Überarbeitung und Stress sowie vor allem durch Probleme im emotionalen Bereich beeinträchtigt werden.

Werden Sie Ihr eigener Therapeut! Wer sich mit Akupressur näher beschäftigen möchte, findet im Buchhandel eine große Auswahl guter Ratgeber. Für alle, die es erst einmal ausprobieren möchten, haben wir hier eine kleine Auswahl hilfreicher Akupressurpunkte zusammengestellt.

Vorab jedoch ein paar wichtige praktische Grundlagen:

Auffinden des Akupressurpunktes

Obwohl die Lage der Punkte nachfolgend genau beschrieben ist, kann es vorkommen, dass Sie knapp am Punkt vorbei und damit eben daneben greifen. Deshalb empfiehlt es sich, den Bereich um den jeweiligen Punkt sanft abzutasten, bis Sie jene bestimmte Stelle gefunden haben, an der Sie spontan fühlen: »Das ist es.« Akupressurpunkte unterscheiden sich von ihrer Umgebung durch eine andere »Gewebefestigkeit« sowie vor allem durch eine höhere Schmerzempfindlichkeit und sind daher kaum zu verfehlen. Also, wenn es ein bisschen weh tut, liegen Sie fast immer richtig. Bei manchen Punkten kann man auch eine kleine Einbuchtung ertasten.

Die Grifftechnik

Sie wird auch »Drücken in kreisender Bewegung« genannt, ist die häufigste Art, einen Punkt zu stimulieren und eignet sich besonders gut für die Selbstakupressur. Dabei setzen Sie die Kuppe des Daumens, Zeige- oder Mittelfingers ins Zentrum des Punktes und massieren dann kreisend im Uhrzeigersinn. Der Druck sollte in jedem Fall so stark sein, dass sich das Gewebe unter Ihrem Finger beim Kreisen mitbewegt. Drücken Sie langsam und rhythmisch und vermeiden Sie abrupten und gewaltsamen Druck. Kurze Fingernägel sind bei der Akupressur hilfreich.

Kleidung

Tragen Sie bequeme Kleidung, möglichst aus natürlichen Materialien. Enge Rock- und Hosenbünde sind tabu, denn sie behindern den Energiekreislauf und beeinträchtigen die Atmung. Ziehen Sie auch Ihre Schuhe aus und schlüpfen Sie in warme Socken. Da beim Akupressieren – bedingt durch die tiefe Entspannung – Blutdruck und Pulsfrequenz absinken, empfiehlt es sich, eine Strickjacke oder einen Pullover mehr anzuziehen, als Sie es sonst gewohnt sind.

EIN VOLLER BAUCH AKUPRESSIERT NICHT GERN ...

Akupressieren Sie nie mit vollem Magen, aber auch nicht mit Hunger. Generell empfiehlt es sich, nach einer leichten Mahlzeit mindestens eine Stunde, nach einem üppigen Gericht sowie nach dem Genuss von Alkohol zwei bis drei Stunden mit der Behandlung zu warten.

Nun zu den einzelnen Akupressurpunkten und ihrer Lage. Sie müssen nicht jeweils alle behandelt werden, oftmals genügt es schon, zwei oder drei Punkte regelmäßig täglich zu akupressieren. Widmen Sie sich jedem Punkt etwa eine Minute lang.

MP 6 – *Zusammentreffen der drei* Yin-*Meridiane*

Wirkung: Dieser Punkt auf dem Milz-Pankreas-Meridian reguliert weiblichen Zyklus und Eisprung, verbessert Libido und sexuelle Empfindungskraft und hilft bei Erektionsstörungen.

Position: MP 6 liegt an der Unterschenkelinnenseite, 4 Fingerbreit über dem inneren Knöchel.

MA 36 – *Drei Meilen am Bein*

Wirkung: Dieser Punkt dient der allgemeinen Tonisierung und Vitalisierung des Körpers. Die Massage von MA 36 hilft auch gut gegen Energiemangel und Müdigkeit – nicht umsonst fassen sich chinesische Manager bei langen Verhandlungen gerne unterm Konferenztisch ans Knie.

Position: MA 36 liegt außen am Schienbein, vier Querfinger unterhalb der Kniescheibe.

BL 23 – *Transportpunkt zu den* Nieren

Wirkung: Der Blasenmeridian hat nach Auffassung der chinesischen Medizin eine besondere Bedeutung für die Fortpflanzungsorgane. BL 23 ist deshalb vor allem angezeigt bei Impotenz und vorzeitigem Samenerguss, mangelnder Libido und allgemeiner körperlicher wie psychischer Anspannung.

Position: BL 23 findet sich am Rücken, jeweils zwei Fingerbreit zu beiden Seiten der Wirbelsäule, in Höhe zwischen dem 2. und dem 3. Lendenwirbel.

KG 1 – *Zusammentreffen des* Yin, KG 3 – *In der* Mitte *zwischen den Polen und* KG 4 – *Tor der Ursprungsenergie*

Wirkung: Sowohl KG 1 wie auch KG 3 und KG 4 unterstützen die Funktionen der Geschlechtsorgane von Mann und Frau. Darüber hinaus regulieren sie unregelmäßigen Eisprung wie Periode und verbessern die männliche Potenz.

Position: KG 1 befindet sich genau in der Mitte des Damms.

KG 3 finden Sie auf der Verbindungslinie zwischen Schambein und Nabel, knapp über dem Schambeinrand (1/5 der Strecke zwischen Schambein und Nabel).
KG 4 liegt auf der Verbindungslinie zwischen Schambein und Nabel, bei etwa 2/5 der Strecke zwischen Schambein und Nabel.

LG 20 – *Hundert Zusammenkünfte*
Wirkung: »Hundert Zusammenkünfte« dient der allgemeinen Harmonisierung des Organismus. Seine Massage entspannt und löst emotionale Blockaden.
Position: Dieser höchste Punkt am Körper, oben auf dem Kopf, liegt genau im Mittelpunkt der Verbindungslinie zwischen den Ohrenachsen.

LE 2 – *Reise dazwischen*
Wirkung: Die Behandlung dieses Punktes greift regulierend in das Hormonsystem ein und fördert die Funktionen der weiblichen wie männlichen Geschlechtsorgane. Zudem stärkt LE 2 die Libido.
Position: Sie finden LE 2 an der »Schwimmhaut« zwischen dem großen und dem zweiten Zeh – sowohl am linken wie am rechten Fuß.

Mit *Yoga die eigene* Mitte *finden*

»Nicht schon wieder Yoga«, denken Sie jetzt vielleicht – etwas genervt von dem Virus, das neuerdings ihren Freundeskreis zu befallen scheint. Oder vielleicht zählen Sie bereits selbst zu der steigenden Zahl jener Menschen, die regelmäßig diese speziellen Körperstellungen praktizieren?

Längst haben die fernöstlichen Übungen Einzug in die westliche Welt gehalten. Und behaupten sich in unseren Breiten mit großem Erfolg. An allen Ecken schießen Yoga-Studios aus dem Boden, selbst Fitnessstudios und Volkshochschulen bieten Kurse an. Was ist dran an Yoga? Das Zusammenspiel von Körper, Geist und Atmung wird durch die Übungen verbessert, Vitalität, Gelassenheit und Harmonie nehmen zu. Kurzum: Yoga kann Ihnen beim Entspannen enorm helfen und zudem Ihre Gesundheit verbessern.

Die hierzulande bekannteste und am häufigsten praktizierte Form ist Hatha-Yoga, ein System verschiedener Körper-, Atem- und Konzentrationsübungen, die einen Zustand innerer Ruhe und tiefer Entspannung hervorrufen und das Körperbewusstsein schulen.

Im Anschluss haben wir für Sie ein paar Übungen (Asanas) zusammengestellt. Vielleicht macht Ihnen diese kleine Kostprobe Appetit auf mehr. Bestimmt gibt es auch in Ihrer Umgebung Studios, die Anfängerkurse anbieten. Oder wenn Ihnen das zu kompliziert ist, lässt sich garantiert ein gutes Buch mit detaillierten Anleitungen ausfindig machen. Versuchen Sie es – vielleicht ist Yoga genau Ihr Ding, um Ihre Mitte zu finden.

Hier eine kleine Kostprobe: Suchen Sie sich zum Üben einen ruhigen Ort, an dem Sie ungestört sind. Planen Sie Ihre tägliche Yoga-Einheit fest in Ihren Tagesablauf ein. Wenn möglich, sollten Sie versuchen, die Asanas immer zur gleichen Tageszeit durchzuführen. Die beste Zeit ist morgens vor dem Frühstück oder abends vor dem Abendessen. Denn ein voller Magen belastet Sie nur beim Üben. Wählen Sie lockere und bequeme Kleidung, ziehen Sie keine Schuhe an, damit Sie den Boden unter Ihren Füßen intensiv spüren können. Socken sind natürlich erlaubt. Machen Sie die Übungen am besten auf einer Decke oder einem Teppich.

Achten Sie darauf, dass Sie diese ohne Anstrengung durchführen, denn Yoga hat nichts mit Sport zu tun und entsprechend geht es dabei nicht um Leistung oder Ausdauer. Vielmehr kommt es auf Genauigkeit an, sonst ist Yoga wenig sinnvoll. Machen Sie die Bewegungen daher langsam und bewusst und lassen Sie sich vor allem nicht entmutigen, wenn eine Stellung nicht gleich so richtig klappen will. Wenn Sie regelmäßig üben, werden Sie schon bald beweglicher sein und die Asanas leichter ausführen können.

Mrityasana – Totenstellung

Wirkung: Das Mrityasana dient der Einstimmung auf die einzelnen Stellungen, denn es versetzt Sie in Ruhe und entspannt. So befinden Sie sich in der richtigen Geisteshaltung zum Üben. Dieses Asana sollte jeweils zu Beginn und am Ende Ihres Yoga-Programms ausgeführt werden.

Durchführung:

- Legen Sie sich mit dem Rücken auf den Boden. Achten Sie darauf, dass Sie von Kopf bis Fuß den Boden berühren.
- Ihre Fersen liegen ungefähr einen halben Meter weit voneinander entfernt, die Fußspitzen fallen dabei locker nach außen. Ihre Arme ruhen entspannt neben dem Körper, mit den Handflächen nach oben.
- Schließen Sie nun Ihre Augen und atmen Sie ein und aus. Beim Ausatmen entspannen Sie jeden Bereich Ihres Körpers von den Füßen bis zur Zunge ganz bewusst. Fühlen Sie die Wärme und die Schwere, die nun in Ihrem Körper entsteht. Dieses Empfinden weicht nach kurzer Zeit einem Gefühl der Leichtigkeit.
- Konzentrieren Sie sich nun wieder auf Ihre Atemzüge: ruhig und langsam, ein und aus.
- Bleiben Sie eine Weile, drei bis fünf Minuten, so liegen und richten sich dann langsam wieder auf.

Tadasana – Bergstellung

Wirkung: Diese Stellung entlastet alle Muskeln des Körpers, besonders aber die Schulter- und Nackenmuskeln sowie die Wirbelsäule. Im psychischen Bereich verhilft sie zu mehr Selbstbewusstsein und Stehvermögen – fest und unerschütterlich wie ein Berg …

Durchführung:

- Stellen Sie sich aufrecht hin, die Füße stehen parallel nebeneinander. Ihren Kopf halten Sie gerade und blicken ebenso gerade nach vorne.
- Lockern Sie Ihre Schultern, indem Sie sie kurz anheben und dann wieder entspannt fallen lassen. Die Arme hängen locker nach unten.
- Verteilen Sie Ihr Gewicht gleichmäßig auf beide Füße. Sie sollten aufrecht, entspannt und vor allem fest auf dem Boden stehen.
- Schließen Sie dann die Augen. Dabei geht Ihnen vielleicht das Gefühl, vollkommen gerade zu stehen, verloren. Bringen Sie sich wieder ins Gleichgewicht und korrigieren Sie Ihre Haltung, indem Sie sich auf Ihre Füße und auf den Boden konzentrieren. Hilfreich ist es, wenn Sie in Ihrer Vorstellung eine vertikale Linie von den Füßen zu Ihrem Kopf ziehen.
- Atmen Sie dann achtmal ein und aus und öffnen dann langsam die Augen. Bleiben Sie noch eine Weile so stehen und versuchen Sie, sich die Wirkung dieser Übung bewusst zu machen.

Namaskarasana – Grußstellung

Wirkung: Namaskarasana ist eine gute Übung zur Stärkung der Atmungsfunktionen, denn die über den Kopf gestreckten Arme erweitern den Brustkorb, richten die Wirbelsäule auf und dehnen und kräftigen die Bauchmuskeln. Versuchen Sie, die einzelnen Bewegungen langsam, konzentriert und fließend auszuführen.

Durchführung:

- Gehen Sie in die Bergstellung (Übung 2) und atmen Sie mehrmals hintereinander tief ein und aus.
- Dann atmen Sie langsam ein und heben dabei Ihre gestreckten Arme nach oben, bis sich Ihre beiden Handflächen über dem Kopf berühren. Die Fingerspitzen zeigen zur Decke. Heben Sie Ihren Kopf und blicken zu Ihren Handflächen, die Sie zugleich leicht aneinanderpressen. Achten Sie darauf, dass Sie nicht Ihre Schultern mit hochziehen.
- Atmen Sie langsam wieder aus und drehen dabei die Hände so über dem Kopf, dass sich die Handrücken gegenseitig berühren. Drücken Sie diese kurz aneinander und senken Sie dann langsam die Arme mit den Handflächen nach unten. Halten Sie Ihren Kopf wieder gerade und schauen Sie nach vorne – wie in der Bergstellung.

Vajrasana – Diamantsitz

Wirkung: Neben dem Lotussitz ist dieses Asana eine der Stellungen, in denen Sie auch Pranayama, die ayurvedische Atemübung (s. S. 183) ausführen können. Der Diamantsitz hilft hervorragend gegen Müdigkeit und regt die Verdauung an. Zudem dehnt er den Brustkorb und vertieft somit die Atmung. Durch die starke Dehnung der Beinmuskeln werden durch Vajrasana auch die Gelenke in den Beinen und Füßen geschmeidiger.

Durchführung:

- Knien Sie sich auf den Boden und setzen sich auf Ihre Fersen, die Zehen weisen dabei nach hinten. Halten Sie Kopf und Rücken möglichst gerade. Die Knie sollten zusammenliegen, die Hände locker darauf.
- Verweilen Sie in dieser Position und atmen Sie achtmal tief ein und aus.

- Dann erheben Sie sich langsam, bis Sie aufrecht knien. Bleiben Sie für einige Sekunden in dieser Stellung und kehren Sie dann wieder in die Ausgangsposition zurück.
- Wiederholen Sie diese Bewegung dreimal.

Sarvangasana – Schulterstand/Kerze

Wirkung: Dieses Asana regt die Durchblutung im Kopf an und stärkt das Sehvermögen. Die umgekehrte Körperhaltung wirkt entspannend bei Stress und geistiger Erschöpfung und beugt darüber hinaus auch Krampfadern vor, kräftigt Nieren, Magen sowie die Fortpflanzungsorgane.

Durchführung:

- Legen Sie sich auf den Boden, schließen die Beine und legen Ihre Hände neben dem Körper mit den Handflächen nach unten ab.
- Beim Einatmen drücken Sie sich vom Boden ab und heben langsam Ihre gestreckten Beine, bis sie einen 90-Grad-Winkel zum Boden bilden.
- Nun heben Sie auch Ihre Taille vom Boden und stützen Ihre Hüften mit beiden Händen ab.
  Die Füße neigen Sie dabei schräg nach hinten zu Ihrem Kopf hin.
- Bringen Sie Ihre Beine dann in senkrechte Stellung, stützen sich im Rücken mit den Händen ab und drücken dabei das Kinn fest an Ihren Hals.
- Verweilen Sie für etwa zehn Sekunden in dieser Position. Später, wenn Sie schon geübter sind, können Sie diese Zeit auf eine halbe Minute ausdehnen.
- Beenden Sie die Übung, indem Sie sich langsam und vorsichtig Wirbel für Wirbel abrollen und Ihre Beine wieder senken.
- Anschließend bleiben Sie noch eine halbe Minute liegen und ruhen sich aus.

Halasana – Pflugstellung

Wirkung: Halasana stärkt die Wirbelsäule, entspannt Nacken- und Schultermuskeln und wirkt belebend und entschlackend.

Durchführung:

- Legen Sie sich auf den Rücken und erheben Sie sich langsam und vorsichtig zum Schulterstand (vorige Übung).
- Senken Sie dann Ihre gespreizten Beine so weit, bis die Zehen den Boden berühren. Die Arme legen Sie locker neben Ihren Kopf.
- Verweilen Sie in dieser Stellung und zählen dabei bis zehn.
- Nun rollen Sie langsam Wirbel für Wirbel wieder in die Anfangsstellung zurück und ruhen sich eine halbe Minute lang aus.
- Bei dieser Übung ist es wichtig, dass Sie immer schön durchatmen; auch beim Heben und Senken der Beine.

Nakrasana – Drehsitz

Wirkung: Diese Übung wirkt wohltuend auf Gemüt, Rückenmuskulatur und Wirbelsäule. Auf den ersten Blick scheint sie etwas kompliziert. Aber Sie werden sehen, sie ist gar nicht so schwierig.

Durchführung:

- Setzen Sie sich aufrecht auf den Boden und strecken beide Beine aus.
- Nun winkeln Sie Ihr linkes Bein an, bis der linke Fuß neben dem rechten Knie steht.
- Breiten Sie dann beide Arme aus und drehen Kopf und Oberkörper so weit wie möglich nach links.
- Legen Sie Ihren rechten Arm an die Außenseite des linken, angewinkelten Knies und fassen mit der rechten Hand an das rechte Knie.

- Den linken Arm führen Sie um Ihren Rücken herum und berühren mit dem Handrücken der linken Hand die rechte Hüfte.
- Verweilen Sie einige Sekunden in dieser Stellung und blicken dabei so weit es geht nach hinten.
- Dann kehren Sie wieder in die Ausgangsposition zurück, ruhen ein wenig aus und wiederholen die Übung mit dem anderen Bein.

Mrityasana – Totenstellung
Mit dieser Übung haben Sie Ihre Yoga-Sitzung begonnen und schließen sie auch damit ab.

Tiefe Ruhe durch Meditation

Eigentlich ist Meditation eine in vielen Religionen und Kulturen geübte religiöse oder spirituelle Praxis. Der Begriff leitet sich aus dem Lateinischen her und bedeutet so viel wie »Nachsinnen« – der Geist soll sich durch spezielle Übungen sammeln und beruhigen.

Auch die westlichen Mediziner stellen der Meditation gute Noten aus: Sie ist sinnvoll, um Alltagsstress und Hektik abzubauen und zur inneren Ruhe zu finden. Also genau das Richtige für Sie, wenn Sie auf der Suche nach mehr Entspannung sind. Allerdings lassen sich diese Ziele nur erreichen, wenn regelmäßig geübt wird. Und zwar am besten täglich zur gleichen Zeit am selben Ort.

YOGIS – ALTE MEISTER

Als im 6. Jahrhundert v. Chr. in Indien der Hinduismus entstand, entwickelte sich auch die Lehre, durch Selbsterkenntnis und Bewusstseinserweiterung zur Harmonie zwischen Geist, Seele und Körper zu finden. Durch diese Selbstversenkung begeben sich die indischen Yogis in tiefe Ruhe und lösen sich von ihrer Umgebung, um auf diese Weise ebenso tief in ihr Bewusstsein einzutauchen.

Nachfolgend möchten wir Ihnen noch zwei ayurvedische Übungen vorstellen, die Sie in einem gut gelüfteten und nicht zu hell beleuchteten Raum durchführen sollten. Je ruhiger und harmonischer Ihre Umgebung ist, desto besser sind die Voraussetzungen, selbst zur Ruhe zu finden. Tragen Sie bequeme Kleidung, die Sie nicht beengt, sondern Ihren Körper locker einhüllt und warm hält. Schlüpfen Sie außerdem in Wollsocken, damit Ihre Füße durch das lange Stillsitzen nicht kalt werden.

Der »Klassiker«

Die Stellung, an die viele beim Stichwort Meditation denken, ist der Lotussitz. Auf geistiger Ebene vermitteln die verschränkt auf dem Boden liegenden Beine ein Gefühl des »Verwurzeltseins«. Die aufrechte Haltung der Wirbelsäule fördert geistige Wachheit und Konzentrationsfähigkeit. Nach längerem Verweilen im Lotussitz vertieft sich die Atmung und die Gedanken kommen zur Ruhe.

Die Lotus-Stellung ist allerdings ohne Übung nicht so ganz einfach einzunehmen. Eine Alternative bietet hier der halbe Lotussitz.

- Setzen Sie sich im Schneidersitz auf den Boden.
- Nehmen Sie mit beiden Händen den rechten oder linken Fuß

und legen ihn – den Rist möglichst nah am Körper – auf den linken oder den rechten Oberschenkel. Ihr linkes oder rechtes Bein liegt am Boden.

- Legen Sie beide Hände mit dem Handrücken auf Ihre Knie, die Mittelfinger sollten den Boden berühren.
- Nun versuchen Sie sich darauf zu konzentrieren, wie die Energie der Erde durch Ihre Finger in Sie hineinströmt. Schließen Sie die Augen, atmen Sie ruhig und gleichmäßig und spüren Sie, was in Ihrem Inneren geschieht.

Entspannungsübung – Shavasana

- Legen Sie sich mit vollkommen gerader Wirbelsäule auf den Rücken, die Arme etwas seitlich vom Körper, mit den Handflächen nach oben, die Beine leicht gespreizt, die Zehen fallen nach seitlich außen.
- Schließen Sie die Augen, atmen locker und entspannt aus und ein.
- Beginnen Sie dann, jedes Körperteil bewusst zu spüren und zu entspannen – angefangen mit dem Kopf, dann kommen die Arme und Hände dran, dann Beine und Füße und schließlich der Bauch.
- Richten Sie die gesamte Aufmerksamkeit auf den Bereich um den Nabel – vielleicht stellen Sie sich vor, wie über den Nabel Energieströme eintreten und sich von dort über den gesamten Körper verteilen.
- Nach einer Weile, die Dauer des Shavasana bleibt Ihnen überlassen, reiben Sie beide Handflächen schnell gegeneinander und legen sie über die Augenhöhlen. Dann öffnen Sie die Augen und starren eine Zeitlang in die Handflächen hinein. Noch einmal die Augen schließen, in die Hände schauen und dann langsam aufsetzen.

Autogenes Training

Es ist das »westliche Pendant« zur Meditation und ebenfalls empfehlenswert, um tiefgehende Entspannung zu erreichen. Bei diesem Verfahren werden geistige, emotionale und körperliche Ebenen durch autogene Selbstbeeinflussung wieder miteinander verbunden.

Mittlerweile bieten viele Institutionen Kurse für Meditation und autogenes Training an. Zudem haben Sie die Möglichkeit, mit Hilfe von Büchern und CDs erste Schritte zur Entspannung selbst zu lernen.

Aromatherapie und Massagen

Wir hüllen uns in zarte Parfums, lieben wohlriechende Badezusätze oder Cremes, die so herrlich duften, dass wir sie am liebsten kiloweise auf die Haut spachteln würden. Manche Aromen lassen uns das Wasser im Mund zusammenrinnen, andere wiederum erzeugen wohlige Entspannung oder vibrierende Erregung. Dieses Phänomen ist nicht neu. Schon im Altertum schätzen Menschen ätherische Öle wegen ihres Wohlgeruchs und ihrer medizinischen Wirkung.

Besonders in Sachen Entspannung, aber auch Sexualität, können die Pflanzenessenzen erstaunliche Effekte erzielen. Diese lassen sich vor allem auf den Einfluss ätherischer Öle auf das so genannte limbische System (s. S. 121) zurückführen, den emotionalen Zentren im Gehirn. Diese Hirnregionen steuern Gefühle, sexuelle Reaktionen, Wohlbefinden und Schmerzen. In der Aromatherapie werden Düfte deshalb ganz gezielt eingesetzt, um diese Bereiche zu beeinflussen. Das Schöne daran: Sie können sich die herrlichen Düfte ganz einfach zunutze machen, um nach einem anstrengenden Tag besser loszulassen. Oder vielleicht auch, um gemeinsam mit Ihrem Liebsten auf »Aroma«-Wolke sieben zu schweben.

Und jetzt der Nase nach … Hier einige Essenzen, die sich besonders zum Wohlfühlen, Entspannen oder Anheizen der Lust eignen:

Essenz	*Wirkungen*
Bergamotte	stimmungsaufhellend, stärkend, schmerzlindernd
Cistrose	ausgleichend, beruhigend, krampflösend
Eisenkraut	inspirierend, motivierend
Iris	harmonisierend, stärkt Intuition, blutreinigend
Jasmin	emotional öffnend, aufmunternd
Melisse	ausgleichend, schmerzlindernd
Moschus	entspannend
Neroli	stimmungsaufhellend, verdauungsfördernd, entblähend
Patchouli	stimulierend, entzündungshemmend, antibakteriell
Rose	harmonisierend, emotional öffnend, krampflösend, menstruationsfördernd, schmerzlindernd, antiseptisch
Sandelholz	harmonisierend, entzündungshemmend, krampflösend, harntreibend, durchblutungs- und verdauungsfördernd
Tonka	stimulierend
Vanille	harmonisierend, beruhigend
Vetiver	stärkend, erdend
Ylang-Ylang	entkrampfend, stimulierend, blutdrucksenkend

Besonders Essenzen wie Neroli, Rose und Jasmin haben ausgeprägt beruhigende Wirkungen auf das Nervensystem und wirken gleichzeitig anregend auf die weibliche Libido.

Wie wäre es denn einmal mit einer schönen Massage? Mit zwischen den Händen erwärmten Aromaölen? Da kann Ihr Liebster bestimmt nicht widerstehen. Oder vielleicht mit einem Entspannungsbad zu zweit? Sich einfach vom Schaumduft umhüllen und die Seele baumeln lassen. Und wenn es ganz unkompliziert gehen soll, erwärmen Sie einfach ein Ihren Bedürfnissen entsprechendes Öl in einer Duftlampe.

Erotisierendes Massageöl

6 Tropfen Sandelholzöl
3 Tropfen Korianderöl
1 Tropfen Ingweröl

Vermischen Sie die ätherischen Öle mit dem Trägeröl und bewahren Sie es anschließend in einer dunklen Flasche gut verschlossen auf. Zur Anwendung nehmen Sie etwas von der Mischung zwischen die Handflächen und massieren Ihren Partner oder Ihre Partnerin – anfangs Po, Rücken und die Hinterseite der Beine, dann die Füße und Zehen, Hände und Arme und zum Schluss Gesicht, Kopf, Nacken und Schultern, Brust und Bauch.

Entspannendes Bad

3 Tropfen Rosenöl
2 Tropfen Mandarinenöl
1 Tropfen Kamillenöl

Die Maßangaben beziehen sich auf ein Vollbad bei etwa 37° Celsius, in dem Sie den Duft der Öle auf Körper und Seele wirken lassen können.

Entspannende Duftlampenmischung

3 Tropfen Melissenöl
1 Tropfen Kamillenöl
1 Tropfen Lavendelöl
1 Tropfen Neroliöl
1 Tropfen Orangenöl

Für die meisten Anwendungen mit Pflanzenessenzen benötigen Sie Trägeröle, um unverdünnte ätherische Öle und Ölmischungen darin aufzulösen und zu verdünnen. Am besten eignen sich folgende Öle, die Sie in Apotheken und Naturkostläden erhalten und die aus folgenden Pflanzen gewonnen wurden: Avocado, Calendula, Johanniskraut, Jojoba, Mandel, Olive und Weizenkeim.

Diese Pflanzenessenzen werden in folgenden Verhältnissen mit den Trägerölen gemischt:

Massage- und Gesichtsöle: 20 bis 25 Tropfen Ölmischung auf 100 ml Trägeröl
Teilmassagen eines Körperteils: 35 Tropfen auf 100 ml
Badeöle: 20 Tropfen auf 60 ml.

Machen Sie den Mund auf

Wir sind bestens darüber informiert, was Boris Becker angeblich in der Wäschekammer eines hippen Londoner Hotels treibt, glauben Christina Aguileras heimliche Wünsche zu kennen und vermuten, dass Madonna nicht nur in musikalischer, sondern auch in erotischer Hinsicht ziemlich experimentierfreudig ist. Doch wissen wir auch, was sich unser Liebster unter einer heißen Liebesnacht vorstellt? Was ihn so richtig antörnt? Und hat er eine Ahnung, welche erotischen Filme in unserem »Kopfkino« ablaufen? Was wir schon lange einmal ausprobieren wollen? Vermutlich nicht. Denn wir reden nie darüber. Die meisten jedenfalls nicht. Trotz aller Aufgeklärtheit, Sexkolumnen und freizügiger Talkshows tun wir uns immer noch schwer damit, unsere sexuellen Wünsche und Vorstellungen klar zu formulieren. Vor allem bei jenem Menschen, den es am meisten angeht: den eigenen Partner.

Das Schweigen in Deutschlands Schlafzimmern wurde in einer Umfrage des Gewis-Institutes zur Sprache gebracht. In der Befragung an über 1000 Frauen und Männern zwischen 20 und 60 Jahren gaben 69 Prozent an, sie hätten bei Problemen oft Hemmungen, diese anzusprechen. 66 Prozent zeigen dem Partner lieber mit der Hand, was sie möchten. Dass Sex nur gut werden könne, wenn Ehrlichkeit vorherrscht, meinten 30 Prozent. Hingegen haben 27 Prozent der Interviewten die Erfahrung gemacht, dass zu viel Ehrlichkeit dazu führt, dass im Bett gar nichts mehr läuft. Und 61 Prozent der Frauen und 46 Prozent der Männer glauben, Reden über Sex zerstöre die Romantik.

Nur, wie lange hält die Romantik vor, macht sich irgendwann der große Frust zwischen den Laken breit? Und der kann sich durchaus einstellen, einigt man sich im Bett ohne viele Worte auf das kleinste gemeinsame Vielfache. Die meisten erotischen Wünsche bleiben dann unerfüllt – nur weil sie nicht ausgesprochen werden. Da wird auf Verdacht geknabbert, gesaugt, gedrückt und gerubbelt. Ob das so gefällt oder nicht, das bleibt oft im Ermessen des Liebhabers, bestenfalls gestützt von Stöhnen oder Gesten. Stillschweigend werden Küsse hingenommen, die mehr an Sintflut als an Sinnlichkeit denken lassen und Stellungen mitgemacht, die fast schon an Kampfsport grenzen. Aber darüber reden? Bloß nicht! Leider zählen telepathische Fähigkeiten jedoch nicht zur Grundausstattung von Homo sapiens. Unterdrückt ein Partner seine Wünsche im Liebesleben, sei das Gift für die Beziehung, meint dazu der Heidelberger Sexualforscher Ulrich Clement in *Welt online* im September 2007.

Oder andersherum: Ob Partner sexuell zufrieden sind, hängt davon ab, inwieweit ihre erotischen Wünsche erfüllt sind. Eine Studie der Universität Göttingen und des Internetportals Theratalk mit über 2300 Paaren ergab: Im Durchschnitt werden nur 35 Prozent der sexuellen Träume der Männer erfüllt, bei Frauen sind es immerhin 44 Prozent. Das bedeutet aber auch, dass 65 beziehungsweise 56 Prozent der Wünsche unausgesprochen und somit in aller Regel unerfüllt bleiben! Das positive Ergebnis der Studie: Männer wie Frauen wären bereit, vielen erotischen Sehnsüchten ihrer Partner nachzukommen – wenn sie diese nur kennen würden! Das heißt im Umkehrschluss, dass es jede Menge ungenutzter Reserven für mehr Spaß und Abwechslung beim Sex gibt.

»Let's talk about sex baby …«

Was also fehlt, ist das Gespräch. Und das steht bei den wenigsten ganz oben auf dem persönlichen Wunschzettel. Schon gar nicht, wenn es mit der Erotik im Moment nicht optimal läuft. Zwar können wir mit dem Liebsten um Geld schachern, die Hausarbeit verhandeln und Probleme wälzen, soll aber die Sprache auf Sex kommen, sind viele stumm wie ein Fisch. Denn über kaum etwas anderes wird in der Partnerschaft so viel geschwiegen, wie über die eigenen sexuellen Wünsche. »Let's talk about sex baby … »? Leider Fehlanzeige. Was macht es eigentlich so schwer, mit dem Liebsten über die schönste Nebensache der Welt zu plaudern? Paare, die in trautem Schweigen vor sich hingeliebt haben, geraten ins Strudeln, sollte endlich einmal Klartext geredet werden. Schuld ist meist die Angst davor, dass der Partner von den bisher geheimen, sexuellen Wünschen geschockt sein, uns ablehnen oder schlimmer noch, uns »Abartigkeit« attestieren könnte. Eine unerträgliche Vorstellung. Wir schämen uns, unverblümt unsere geheimsten Wünsche und Phantasien preiszugeben, weil wir den Gesichtsverlust fürchten.

Und treiben uns nicht solche Gedanken um, ist oft die Sorge, den Partner zu verletzen, ein Stolperstein auf dem Weg zum lustfördernden Gespräch.

Psychologen glauben, dass die Erziehung Einfluss auf unser Gesprächsverhalten nimmt. Sind »schmutzige« Wörter tabu und werden von den Eltern geächtet – vor allem, wenn sie mit Sex, Geschlechtsorganen und »Schmuddelkram« zu tun haben –, kann das zur Schamhaftigkeit beitragen. Für den Sex-Talk gilt außerdem, was in jedem anderem Lebensbereich auch zu beobachten ist: Während die einen über fast alles frei von der Leber weg reden können, sind andere eher zurückhaltend. Und die tun sich manchmal besonders schwer, eine klare Ansage zu machen. Was das Ganze nicht einfacher macht. Denn wartet einer darauf, dass der andere das beziehungsinterne Schweigen bricht, kann das zu einem Teufelskreislauf werden, weil sich die Hemmungen mitunter gegenseitig verstärken. Schämt sich also einer der Partner, zieht sich der andere ebenfalls zurück und schweigt lieber.

Wer besseren Sex will, hat keine Wahl. Der einzige zuverlässige Weg dorthin führt über das Gespräch. Nur, wie anfangen, wenn einem schon alleine die Gedanken an Wörter wie Schwanz oder Cunnilingus die Schamesröte ins Gesicht treiben?

Wie sagt man ihm, was einen anmacht, ohne ihn zu beleidigen oder gar zu verschrecken? Die wichtigsten Grundlagen sind Vertrauen und gegenseitiger Respekt. Vor dem Partner, seinen Gefühlen und Befindlichkeiten. Schließlich kann niemand etwas dafür, wenn im Elternhaus Sex ein großes Tabuthema war. Oder dass Sex in den bisherigen Beziehungen nie zum Gesprächsthema gemacht wurde. Wenn es Startschwierigkeiten beim Intimplausch gibt, sollte nicht gleich Unwillen unterstellt werden. Nicht jeder kann von jetzt auf gleich über seine erotischen Obsessionen plaudern. Schließlich haben wir alle unsere ganz persönliche Hemmschwelle. Akzeptieren und respektieren Sie ein anfängliches Zögern. Mit der Zeit und nach mehreren Anläufen kann sich das Blatt zum Guten wenden.

ALLES KÖNNEN, NICHTS MÜSSEN …

In ihrem Buch *Worte der Lust. Die Kunst erotischen Sprechens* gibt die Autorin Bonnie Gabriel Paaren vier wichtige Grundsätze mit auf den Weg:

- Machen Sie Ihrem Partner kein schlechtes Gewissen für etwas, dass er sich wünscht oder ersehnt.
- Lassen Sie Ihren Partner wissen, wie froh Sie sind, dass er Ihnen sagt, was er sich wünscht.
- Setzen Sie sich nicht selbst unter Druck, wenn Sie einer Bitte Ihres Partners nicht nachkommen möchten.
- Wenn Sie selbst um etwas bitten, kritisieren Sie Ihren Partner nicht, falls er nicht darauf eingehen möchte.

Seinem Liebsten zu sagen, was man sich wünscht, kann eine delikate Sache sein, die viel Feingefühl erfordert. Wer das Thema richtig angehen will, sollte darauf achten, »Killersätze« zu vermeiden wie: »So geht das nicht!«, »Ich habe es schon immer gehasst, wenn du …« oder der männliche Klassiker »War ich gut?« Wer so ins Gespräch startet, hat vermutlich schlechte Karten. Im schlimmsten Fall fühlt sich der Partner verletzt und macht ganz dicht. Denn wer sich nur beklagt, stößt den anderen vor den Kopf. Besser ist es, positive Rückmeldungen zu geben wie: »Ich fand das unheimlich schön, wie du mich gerade gestreichelt hast.« Das prägt sich mehr ein als jeder Vorwurf. Sagen Sie Ihrem Partner immer zuerst, was er gut macht, bevor Sie ihm vorsichtig stecken, was Sie nicht so mögen. Die Kunst ist, Kritik zu üben, ohne dabei zu verletzen. Wenn Sie sich gerade lustvoll im Bett wälzen und er wieder einmal Ihre Klitoris wie ein Rubbelbildchen behandelt, könnten Sie beispielsweise flunkern und ihm flüstern: »Oh, ich liebe das. Bitte mach das noch mal. Vielleicht ein bisschen sanfter? Darauf steh ich nämlich auch.« Damit haben Sie an den Mann gebracht, was Sie sich wünschen und ihn gleichzeitig für seine Bemühungen gelobt. Und nachdem Ihr Liebster Sie natürlich verwöhnen möchte, wird er aller Wahrscheinlichkeit nach bemüht sein, Ihrem Wunsch nachzukommen. Dass Sie den Sex mit ihm genießen, steigert nämlich auch seine Erregung. Also: Loben, loben, loben …

Wissen Sie, was Sie wollen?

Sie sind unzufrieden mit Ihrem Sexleben und haben sich fest vorgenommen, mit Ihrem Partner darüber zu sprechen? Gut! Dann sollte Ihr erster Schritt sein, sich klarzumachen, was Sie selbst eigentlich wollen. Machen Sie eine Liste und konzentrieren Sie sich dabei erst einmal ganz auf sich selbst. Schreiben Sie zehn Dinge auf, die Sie gerne mögen, zehn, mit denen Sie Ihr Liebesleben gerne bereichern würden und weitere zehn, auf die Sie verzichten könnten oder die Sie gerne anders hätten. Denn um im Bett genau das zu bekommen, was Sie möchten, müssen Sie zuerst einmal wissen, was Sie wollen. Einmal niedergeschrieben, fällt es oftmals leichter, die einzelnen Punkte auch zu thematisieren.

Überhaupt kann Schreiben ein guter Einstieg im Umgang mit dem heiklen Thema sein. Vielleicht können Sie einem Blatt mit weniger Hemmungen anvertrauen, wonach Ihnen gelüstet? Diese Methode hat den Vorteil, dass Sie sich zum einen in Ruhe darüber klar werden können, was Sie wollen. Schreiben hilft, Gefühle und Gedanken zu ordnen. Zum anderen umgehen Sie damit vorerst das Dilemma der Sprachbarriere. Noch ein Plus des erotischen Schriftverkehrs: Auch Ihr Partner hat erst einmal Zeit, sich mit Ihren Wünschen auseinanderzusetzen, und zwar ohne in Ihre ängstlichen oder erwartungsvollen Augen blicken zu müssen. Das nimmt viel Druck weg und eröffnet ihm verschiedene Wege, darauf zu reagieren. Vielleicht flattert Ihnen ja auch bald ein Briefchen ins Haus? Oder einige Ihrer bisher geheimen Wünsche werden beim nächsten Tête-à-Tête plötzlich wahr.

Ist das Eis in Sachen erotischer Kommunikation erst einmal gebrochen, wird vieles einfacher. Vielleicht könnte der nächste Schritt sein, dass Sie ihm ein wenig von Ihren Träumen erzählen? Denn es macht ja schließlich keinen Sinn, dass nur Sie wissen, was Ihnen Lust bereitet – oder? Und für Ihren Liebsten kann das hilfreich und zudem ziemlich erotisch sein. An einem schönen Abend, nach ein oder zwei Gläschen Wein lassen sich gewagte Phantasien am besten ausmalen – ein großartiges Stimulans für den Kopf!

Und auf dem Weg ins Bett können Sie dann die nächste Stufe in Ihrem Kommunikationsprogramm starten. Fragen Sie sich gegenseitig Löcher in den Bauch! Oftmals ist es einfacher, auf eine Frage zu antworten, als konkrete Handlungsanweisungen zu geben. »Gefällt es dir, wenn ich deine Brüste so anfasse? Oder soll ich fester zupacken?«, »Magst du das?«, »Soll ich das sanfter machen?« So hat jeder die Gelegenheit, mit einer Antwort klarzustellen, was ihn antörnt. Und so ganz nebenbei haben Sie Ihre ersten, kleinen Gehversuche in Sachen »dirty talk« absolviert.

Über die eigene Sexualität zu reden, ist für viele Paare eine Mutprobe. Aber wer es wagt, seine Hemmschwelle zu überschreiten, wird bestimmt belohnt: Mit einem aufregenden Liebesleben, das sich nicht mehr nur im Kopf abspielt.

TRAUEN SIE SICH ...

Natürlich gibt es keine allgemeingültige Formel für Erotik. Außer diese eine: Erotik findet zuallererst im Kopf statt, sie ist eine Spielform der Phantasie. Erotisch ist, was die Vorstellungskraft und damit das Blut in Wallung bringt. Und das ist bei jedem etwas anders. Deshalb hat auch jeder seine ganz persönliche Lustkammer im Kopf, die bei Bedarf für den ganz privaten Lust-Kick aufgeschlossen wird. Da tummeln sich dann gesichtslose Männer, groß und muskulös. Treten George Clooney, Lenny Kravitz oder andere Celebrities auf, die wir schon immer einmal vernaschen wollten. Und Sex im Fahrstuhl, »dirty talk« oder eine kleine Unterwerfungsphantasie werden zu erotischen Erfüllungsgehilfen für die one-woman-show. Zugegeben, George Clooney ins Bett zu zaubern wird etwas schwierig. Aber warum lassen Sie nicht ein paar andere scharfe Kleinigkeiten mit Ihrem Partner Realität werden? Vielleicht würde ihn das mindestens so antörnen, wie Sie selbst. Erste Schritte der erotischen Kommunikation haben wir bereits ein paar Zeilen weiter oben beschrieben. Fortgeschrittene können das natürlich ganz nach Lust verschärfen. Sie träumen von Hollywood? Dann lassen Sie sich inspirieren und vernaschen Sie gemeinsam mit Ihrem Liebsten süß-sündige Dinge nackt in der Küche à la »91/2 Wochen« – ganz unzivilisiert ohne Besteck & Co. Wem das weniger liegt, der könnte zur Abwechslung einen gemeinsamen Besuch im Erotik-Shop in Erwägung ziehen. Ist es das erste Mal, übt das durchaus auch den Reiz des Verbotenen aus. Zudem kann es auf- und anregend sein, zu erforschen, welche Spielzeuge zur Luststeigerung angeboten werden – in allen Formen und Farben. Und noch vielmehr, für welche davon Sie beide sich eventuell erwärmen könnten. Ob Dildo, Vibrator, Liebeskugeln oder Latex-Fummel – die Auswahl ist groß und der Phantasie keine Grenzen gesetzt. Vielleicht ein paar Handschellen für fesselnde Spielchen gleich mitnehmen? Warum nicht, es könnte ein heißer Abend werden! Wer sich lieber erst einmal ungestört an das Thema herantasten möchte, sollte sich im World Wide Web tummeln. Mittlerweile sind unzählige Erotik-Shops online. Also, machen Sie es sich zu zweit vor dem Computer bequem und surfen Sie ungestört durch die Seiten der vielen Anbieter. Ein Mausklick – und das neue Spielzeug gehört Ihnen.

Legen Sie Hand an

»Ich war der Beste, den ich je hatte …« Stammt von Woody Allen und ist so treffend. Nichts, aber auch wirklich nicht das Geringste gegen den Sex zu zweit, dritt oder … Doch der Sex mit sich selbst ist pure Lust, die nichts fordert, nichts verlangt, die nur um des Genusses willen existiert. Für sich gehegte Obsessionen, ganz intime Sehnsüchte und Phantasien – sie alle können gelebt werden, umherschweifen und schillernde Szenarien entwerfen. Moralisch unbedenklich und lohnenswert.

Die glamourösesten Männer, Sex im Fahrstuhl, im Park und an anderen ungewöhnlichen Orten, mit völlig Fremden, Dominanz oder Unterwerfung: In Ihrem Kopfkino ist alles möglich und alles erlaubt. Frei von fremden Erwartungen, Rücksicht, Leistungsdruck und anderen Störenfrieden.

Gut möglich, dass diese Freiheit auch der Grund ist, warum wir den Sex mit uns selbst ungern offenbaren und darüber sprechen. Sondern ihn als letzte intime Bastion in unserer übersexualisierten Gesellschaft schützen möchten. Schließlich gehen Körper und Geist in der sexuellen Eroberung des eigenen Ichs eine Liaison ein, die uns in Welten entführt, die ganz uns gehören und zu denen kein anderer Zugang haben soll. Ein Lustgarten, den wir ganz allein hegen und pflegen – sozusagen ein öffentlich schwer zugängliches Naturschutzgebiet.

MORALISCH-MEDIZINISCHER SÜNDENFALL

Selbstbefriedigung ist immer noch eines der – wenigen – sexuellen Tabuthemen: Vielen, ob weiblich oder männlich, ist es unangenehm, über Sex mit sich selbst zu sprechen. Schlechtes Gewissen schwingt auch in unseren doch so aufgeklärten und freizügigen Zeiten mit. So schön, so schamvoll. Das zeigt schon allein der Begriff Masturbation: Er stammt ab vom lateinischen »manustupratio«, was nichts anderes bedeutet als »Schändung mit der Hand«. Irgendwie sitzt das ziemlich tief. Dass uns das bis heute prägt, ist kein Wunder, wenn man einen Blick auf vergangene Epochen wirft. Freizügig und unbeschwert ist man mit dieser Angelegenheit bestenfalls in der Antike umgegangen: Kunstwerke aus dem alten Griechenland zeigen beispielsweise masturbierende Männer und Götter mit monströsen Erektionen. Dann kam die Wende zum Bösen. Den christlichen Kirchenvätern galt das Lustspiel mit sich selbst als »Sünde gegen die Natur«, wie es beispielsweise Thomas von Aquin formulierte. Sex hatte einzig und allein der Fortpflanzung zu dienen. Jede andere Spielart war geächtet.

Über die Jahrhunderte hinweg verteufelte die christliche Kirche Selbstbefriedigung stets als Sündenfall – moralisch ebenso verwerflich wie medizinisch gefährlich. Schließlich infiziere das Herumspielen am eigenen Geschlecht die Gesellschaft und führe zu bösartigen Krankheiten: Selbstbefriedigung verursache Lepra, Pocken, Epilepsie und Tuberkulose, mache taub, blind und dumm. Doch das war noch lange nicht alles: Den armen Sündern wurde weiterhin prophezeit, dass ihnen das Rückenmark schwindet und das Hirn erweicht. Denn der männliche Samen, so damals die Überzeugung, flösse durch die Nervenbahnen. Würde man ihn vergeuden oder in einem Zustand der Erregung unbedacht ausdünsten, trockneten die Nerven ein. Nicht zuletzt könne die »Selbstbefleckung« dazu führen, dass Frauen nicht mehr schwanger werden und Männer keine Kinder mehr zeugen.

So weit nur einige der gängigen Thesen. Vor allem im 18. Jahrhundert wurde Selbstbefriedigung für beinahe jedes Gebrechen verantwortlich gemacht: Wann immer jemand auf unerklärliche Weise das Jenseits erreichte, war stets die Onanie daran schuld.

Das Feindbild der Masturbation hat keineswegs nur die Kirche aufrechterhalten. Auch die großen Denker bedachten die Selbstbefriedigung mit Gift und Galle – zumindest in der Theorie. Der ewige Junggeselle Immanuel Kant geißelte die »wollüstige Selbstschändung« als Verletzung der Pflicht wider sich selbst, schlimmer noch als Selbstmord oder vorehelicher Verkehr.

Die Verdammung der Autoerotik begleitete unsere Gesellschaft erstaunlich lange. Zu Beginn des 20. Jahrhunderts meldete ein findiger Geist das Patent für eine Masturbationsalarmanlage an: Bewegte sich das Kinderbett verdächtig, bimmelte es im Elternschlafzimmer. William K. Kellogg, Erfinder der gleichnamigen Cornflakes, brachte etwa zur gleichen Zeit ein Buch heraus, das Verstümmelungen masturbierender Jugendlicher empfahl, um »die weitere Onanie, wenn schon nicht unmöglich, dann zumindest sehr schmerzhaft zu machen«.

Erst in den 1950er Jahren sprach der Kinsey-Report die Onanie endlich frei. Und 1972 wurde sie von der American Medical Association endlich für »normal« erklärt. Hierzulande dauerte es mit der Gesellschaftsfähigkeit noch einige Jahre. Denn im selben Jahr setzte die Bundesprüfstelle ein *Bravo*-Heft mit einem wohlwollenden Artikel über Onanie noch auf den Index. Nur drei Jahre früher, 1969, riet das *Moderne Lexikon der Ehe* zum Umgang mit masturbierendem Nachwuchs: »Beim Übermaß wird der Arzt leicht gewürzte Kost, Schlaf auf hartem Lager, dazu viel Spiel und Sport im Freien verordnen, damit die angeregte Fantasie durch den müden Körper zum Schweigen gebracht wird.«

Sex mit sich selbst

Es gibt keinen vernünftigen Grund, sich nicht auch körperlich selbst zu lieben. Schließlich nehmen Sie Ihr Leben ansonsten doch auch in die eigene Hand. Und so machen es sich 86 Prozent der Frauen und 94 Prozent der Männer regelmäßig. Frauen ziehen inzwischen kräftig nach – unabhängig davon, ob sie in einer Partnerschaft leben oder auf Solopfaden wandern. Selbstbefriedigung und Geschlechtsverkehr können ganz wunderbar ein friedvolles Nebeneinander führen, sich gegenseitig anspornen und ergänzen. Das Lustspiel mit den eigenen Fingerspitzen steht keinesfalls in Konkurrenz zur Liebe zu zweit: Selbstbefriedigung ist kein minderwertiger Ersatz für das Liebesspiel mit einem Partner, sondern eine Bereicherung des Sexlebens. Denn das befriedigende Solo kann sogar eine gute Einstimmung für den Sex zu zweit sein. Dass Menschen, die schon früh in ihrem Leben masturbiert haben, ein aktiveres und auch im Alter erfülltes Sexualleben führen, fand bereits der schon erwähnte Sexforscher Alfred C. Kinsey heraus. Wer seinen Körper kennt und sich selbst in Ekstase versetzen kann, ist fit für die Liebesdisziplinen mit dem Partner und offen für eine ungehemmte Sexualität.

Bei Frauen wird die Eigenlust durch ein befriedigendes Paarleben sogar noch befördert, und viele von ihnen empfinden es auch sehr lustvoll, sich nach einem Orgasmus weiter selbst zu streicheln. Weil es so schön war, wollen sie das Gefühl in Gang halten – einfach so, kurz vorm Einschlafen. Frauen kennen ihre erogenen Zonen, ihre Erregbarkeit und ihren Orgasmus heute bereits mit etwa 15 Jahren und vor dem ersten Beischlaf mit einem Partner. Beim ersten Sex begegnen sich also zwei Menschen, die beide schon intime Erfahrungen haben und wissen, was ihnen gefällt. Selbstbefriedigung als Sozialisierungsprogramm …

Ohne Risiken und Nebenwirkungen

Selbstliebe ist obendrein auch noch sehr gesund. Dass Masturbation eine zudem wichtige Rolle für Körper und Seele spielt, darin sind sich Fachleute heute vollkommen einig. Sex mit sich selbst ist eine wirksame Medizin – einfach in der Anwendung, unproblematisch in der Dosierung und mit durchweg positiven Nebenwirkungen. Sich selbst zum Höhepunkt zu bringen, tut rundum gut und entspannt. Beim Orgasmus wird ein Hormoncocktail ausgeschüttet, der uns Glücksgefühle beschert, den Kreislauf stimuliert und Stress verpuffen lässt. Das Wonnebad ist wahrscheinlich auch eines der besten Schlafmittel überhaupt, nimmt Kopfschmerzen und lindert Menstruationsbeschwerden.

Auch Ihr Beckenbodenmuskel feiert ein Freudenfest: Mit jedem Orgasmus wird der Muskel zwischen Schambein und Anus intensiv trainiert. Das beugt Blasenschwäche vor und verstärkt das sexuelle Erleben. Denn der Beckenbodenmuskel ist für die Weiterleitung der Erregung über die Nerven ins Gehirn zuständig und kann bei gutem »Training« die Intensität der Lust auf Dauer steigern. Männer lernen deshalb durch regelmäßige Handarbeit, ihren »point of no return«, und damit den Samenerguss, hinauszuzögern – wie beim Etappentraining für einen Marathon. Es kommt noch besser: Die intensive Durchblutung beim Orgasmus beugt langfristig Gefäßverengung vor. Masturbation ist ein klasse Training für die Gefäße. Das gilt für Männer und Frauen gleichermaßen. Die Klitoris besteht schließlich aus dem gleichen Gewebe wie der Penis, daher gibt es auch hier spürbare Trainingseffekte.

Die erotische Begegnung mit sich selbst kann auch ein Schlüssel sein, um psychisch zu gesunden. Vermeintlich körperferne Leiden wie beispielsweise Depressionen bessern sich durch das Spiel mit der eigenen Erregung oftmals enorm. Lebenswille und Selbstbewusstsein steigen mit der Erkenntnis, dass »da noch was ist, was funktioniert«. Und unglaublich gut tut.

ANREGENDE SPIELARTEN

Um die Klitoris so richtig in Fahrt zu bringen, müssen es nicht immer die eigenen Finger sein. Der warme Strahl aus einem Duschkopf kann Sie genauso anheizen wie die Stimulation mit einem Vibrator.
Blickt man auf die Zahlen der Sexualforscher, dann rangieren beispielsweise Dildos als Liebesspielzeuge beim Self-Sex auf den hinteren Plätzen. Nur verständlich, schließlich liegen die meisten Nervenendigungen nicht in, sondern außerhalb der Scheide. Stellen, an denen sich ebenfalls hunderte Nerven bündeln, sind die Brustwarzen: Sowohl Frauen als auch Männer sind dort höchst sensibel. Die Brustwarzen zu streicheln, zu kneten, vielleicht zwischen zwei eingeölten oder feuchten Fingern zu zupfen, kann stark erregend sein. Ein Kick, der einigen sogar ausreicht, um zum Orgasmus zu kommen.

Selbstsex – ein Naturgesetz

Aus Sicht der Biologie ist Selbstbefriedigung ein vollkommen natürliches Bedürfnis. Laut Anthropologen und Verhaltensforschern wendet sich die gesamte höhere Fauna gelegentlich dem eigenen Genital zu. Da reibt ein Affenpascha inmitten seines Harems munter sein Glied, ein Nashornbulle klatscht seinen Penis gegen seinen eigenen Bauch, ein Elefant saugt mit seinem Rüssel an seinem Genital, und Schimpansen-Damen knabbern solange an Holzstücken, bis sie genau in ihre Scheide passen. Allerdings nicht nur aus Spaß an der Freud, vermuten Experten: Männchen, die onanieren, könnten beim nächsten Verkehr besonders frischen und leistungsfähigen Samen verspritzen. Weibchen wiederum hielten ihre Scheidenmuskeln fit und die Vaginalsekrete als Transportmasse für den Samen im dauerfrischen Zustand.

Das gilt nicht nur für die Tierwelt: Sexualwissenschaftler haben herausgefunden, dass Frauen, die mit unterschiedlichen Männern schlafen, durch Onanie sogar beeinflussen können, wessen Samen das Rennen macht. Schläft sie montags mit dem einen, masturbiert am Mittwoch und hat am Freitag Verkehr mit dem zweiten Mann, bewirkt ihr Mittwochsintermezzo, dass der Samen vom Montag reaktiviert wird. Pech für Freitag.

Special: Erotische Satzzeichen – G-, U- *und* K-Punkt

Vom G-Punkt haben Sie vielleicht schon gehört. Aber mal ehrlich, wissen Sie, dass es auch einen K- und U-Punkt gibt? Wenn nicht, geht es Ihnen wie nahezu allen Bundesbürgern im paarungsfähigen Alter – männlichen wie weiblichen.

Die Unsicherheit fängt im Prinzip ja schon bei der Namensgebung an. Scheide oder Vagina sind politisch korrekt. Doch wer klingt im Bett schon gern wie ein medizinisches Fachwörterbuch? Alles andere aber kann heikel werden: Fotze ist indiskutabel, weil beleidigend. Also Möse? Wer's mag ... Bliebe noch Muschi. Auch nicht ideal. Besonders seit ein bekannter Politiker der Nation eröffnete, dass er seine Frau so nennt. Einen Ausweg könnten Fremdsprachen bieten. Auf Hawaii heißt die Scheide beispielsweise Punani. Was so viel bedeutet wie »himmlische Blüte«. Klingt doch nett. Nach der Begriffsverwirrung kommt dann die nächste Hürde – das Problem mit den Punkten.

Die gute Nachricht: Der G-*Punkt* existiert. Wenn Sie nachfühlen möchten, suchen Sie an der Oberseite der Scheide – etwa drei bis fünf Zentimeter hinter dem Scheideneingang – nach einer Stelle, die etwas glatter als das umliegende Gewebe ist. Here we are. Jetzt kommt die weniger gute Nachricht: Nicht alle Frauen empfinden die Berührung an dieser Stelle als lustvoll. Einige reagieren darauf sogar mit Harndrang. Ein echtes Highlight ist diese Stelle also nicht.

Da wäre noch der U-P*unkt*. Sein Name kommt von U wie Urethra, zu Deutsch Harnröhre. Denn er liegt ja auch am Ausgang der Harnröhre in der Nähe der Klitoris. Apropos, hier sitzt auch der K-P*unkt*. Er steht ebenfalls im Ruf, den Spaß beim Sex deutlich zu steigern.

Die Trennung zwischen U- und K-Punkt ist aber eher medizinischer Natur: Der K-Punkt liegt dem U-Punkt so nah, dass die wenigsten Frauen den einen vom anderen unterscheiden können. In manchen Publikationen steht das U vom U-Punkt auch für Uterus. Dass Frauen es besonders schön finden, wenn der Penis an den Muttermund stößt, stammt jedoch eher aus der Gerüchteküche. Zum Glück, schließlich sind die meisten Männer für eine Uterus-Reizung ohnehin nicht adäquat ausgestattet.

Wenden wir uns im wahrsten Sinn des Wortes nahe liegenderen Genüssen zu: Zungenspielen, die kommen immer gut. Erotisch ohne Ende, das Aphrodisiakum schlechthin. Aber bitte Finger weg von aromatisierten Gleitcremes. Verzichten Sie auch auf Experimente mit Nutella, Marmelade oder anderen Frühstücksutensilien. Der enthaltene Zucker bildet einen idealen Nährboden für Bakterien und Pilze.

SPECIAL

Lieben Sie sich selbst

Damit der Spaß im Bett möglichst nie vergeht, ist vor allem auch ein gesunder Lebensstil wichtig. Wenn Sie körperlich wie seelisch ausgewogen sind, ist auch der Sex um einiges besser. Sind Sie dagegen vielleicht unzufrieden mit Ihrer Figur oder emotional unausgeglichen, kann das die Lust leicht verderben.

Sand kommt leider schnell ins erotische Getriebe – das wissen wir alle nur zu gut. Doch so manches, was die Libido auf Tiefstand zu bringen droht, können Sie vermeiden. Wie erwähnt, können Sie durch ein gutes Zeitmanagement beispielsweise Stress eindämmen. Sie können sich regelmäßig körperlich betätigen. Schließlich ist Bewegungsmangel ein Feind der Libido. Ebenso wie Nikotin. Da Sie ja schon immer und endlich mit dem Rauchen aufhören wollen, haben Sie nun noch einen weiteren und schönen Grund dazu. Natürlich stimuliert auch der Speiseplan unsere Lust auf Sex. Vitamine, Mineralstoffe und anderes in unserer Nahrung hat eine beachtliche Potenz.

Lust geht durch den Magen

Die Symbiose zwischen kulinarischen und erotischen Genüssen ist unbestritten: Bestimmte Speisen bewirken nicht nur am Gaumen, sondern auch an anderen Körperteilen ein angenehmes Kitzeln. Was Mickey Rourke als Börsenmakler in dem Streifen »91/2 Wochen« zur Perfektion gebracht hat. Sie erinnern sich, wie er Kim Basinger heiß machte? Indem er sie erst vor dem Kühlschrank auf das sinnlichste fütterte und danach vernaschte. Also, ab vor den Kühlschrank, Mund auf, Augen zu. Wenn Ihnen die Fütterungsnummer zu offensichtlich ist, servieren Sie ein Abendessen bei Kerzenschein. Oder noch besser, Sie kochen zusammen. Das steht fürs erste romantische Dinner ganz oben auf der Beliebtheitsskala.

Das Auge isst mit ...

Spargel, Sellerie, Schokolade – wie viele andere Lebensmittel sollen sie die Lust anfeuern und die Leidenschaft wecken. Casanova schwor dazu auf Austern, Shakespeare riet dagegen profan zu Kartoffeln. Für andere Zeitgenossen besorgte Knoblauch den erotischen Kick. Was tatsächlich stimmt. Zwar erhöht der Duft nicht gerade das sexuelle Verlangen, aber die Inhaltsstoffe machen das

Blut dünnflüssiger. So kommt es schneller dort an, wo es gebraucht wird.

Viele Nahrungsmittel, welche die Liebeslust steigern sollten, funktionierten einfach kraft Placebowirkung: Der feste Glaube erzeugte den angestrebten Effekt. Dieser stand vor allem unter dem Diktat der Optik. Was dem Penis ähnelte, musste dessen Standfestigkeit und steter Bereitschaft einfach zuträglich sein. Und so gerieten Spargel, Meerrettichwurzeln, Möhren und die vielen anderen Phallusformen der Natur zu essbaren Dildos für die Damen und zu Potenzmitteln für die Herren. Für die Lustmaximierung des weiblichen Geschlechts sorgte entsprechend, was Assoziationen mit der Scheide hervorrief. Rosé- und fleischfarben, samtig und feucht – etwa eine Mango, eine geöffnete Auster oder eine aufgeschnittene Feige.

DELIKATE ZUBEREITUNGEN

Einer der Hauptprotagonisten der sinnlichen Nähe von Essen und Erotik war Giacomo Casanova. Er verdankte, wie er selbst zugab, so manche seiner zahlreichen Errungenschaften der Bestechlichkeit femininer Geschmacksnerven. Denn führte Galanterie allein nicht zum Ziel, ebnete sich Casanova mit kulinarischen Genüssen den Weg ins Bett der Auserkorenen. In seinen Lebenserinnerungen finden sich zahlreiche Berichte über delikate Abenteuer bei Tisch und über solche darunter. Statt des Diner à deux, wie der Venezianer es zelebrierte, eignen sich auch Gelage mit mehreren Essern, um die Sicherungen der Keuschheit durchbrennen zu lassen. Nie jedoch, so die Großmeister der Liebeskunst, sollte das Tafeln zu üppig ausfallen. Die erotische Küche sollte leicht sein: Kleine Gerichte, die nicht satt machen, sondern die Lust auf mehr wecken. Denn die Befriedigung kommt schließlich nach Tisch.

Die Sex-Elemente

Besserer Orgasmus durch gesünderes Essen? Klar, schließlich baut unser Körper seine Luststoffe wie Testosteron & Co. aus Nährstoffen auf. Wie und was wir essen, schlägt sich somit auch im Sexleben nieder. Wenn es mit der Libido hapert, kann das mit daran liegen, dass Sie von dem einen oder anderen Vitamin, Mineralstoff und Spurenelement zu wenig haben.

In diesen so genannten Mikronährstoffen steckt eine gewaltige Potenz. Welche besonders wichtig für den Lust-Cocktail sind, lesen Sie jetzt.

Vitamin E

Das »Libidovitamin« hat eine stimulierende Wirkung auf die Hirnanhangsdrüse. Darauf reagieren die Eierstöcke mit einer gesteigerten Bildung von Sexualhormonen.

B-*Vitamine*

Für die Herstellung von Testosteron ist der Körper vor allem auf die Vitamine der B-Gruppe angewiesen.

Jod

Die Schilddrüsenhormone, an deren Bildung Jod maßgeblich beteiligt ist, spielen eine wichtige Rolle für die Produktion der Sexualhormone. Schilddrüsenunterfunktion aufgrund von Jodmangel kann den Östrogen- und Testosteronspiegel herabsetzen – und damit die Libido.

Zink

Casanovas Geheimnis bestand neben Galanterie darin, Unmengen von Austern zu konsumieren. Denn in ihnen steckt in hohen Dosen, was den Testosteronspiegel nach oben und damit die Libido auf Touren bringt: Zink. Dieser Stoff spielt eine Schlüsselrolle im Stoffwechsel der Geschlechtshormone. Fehlt Zink, fahren Eierstöcke und Hoden ihre Produktionskraft herunter. Kursieren daraufhin weniger Geschlechtshormone im Blut, drosselt das die Libido.

Zudem hebt Zink den Spiegel an aktivem Testosteron im Blut: Es befreit das gebundene Testosteron – führt es aus seiner inaktiven in die wirksame Form über. Darüber hinaus hemmt das Spurenelement die Aromatase (s. S. 229). Dieses Enzym sitzt im Fettgewebe und verwandelt immerfort Testosteron in Östrogen. Damit sinkt und sinkt die Lust – solange, bis Sie mit Zink gegensteuern.

Magnesium

Ein weiterer wichtiger Nährstoff für die Libido ist das »Anti-Stress-Mineral« Magnesium. Denn zum einen kurbelt es die Durchblutung an, indem es die glatten Muskelzellen der Blutgefäße erschlaffen und so weit werden lässt. Das geht recht schnell und hat schon viele Frauen wieder vor Erotik knistern lassen. Ohne genügend Magnesium läuft also wenig. In Ihren Adern und im Bett. Magnesium schützt in seiner Eigenschaft als »Anti-Stress-Mineral« zudem vor den schädlichen Effekten durch Stress – damit zugleich die Lust.

Chrom

Ohne dieses Spurenelement spielt sich wenig ab. Denn damit die DHEA- und Testosteron-Quellen nicht versiegen, braucht der Körper dieses Spurenelement dringend.

Mangan

Es ist an der Produktion von Sexualhormonen beteiligt. Denn bei deren Bildung sind Enzyme mit von der Partie, deren Aktivität von Mangan abhängig ist. Haben Sie zu wenig Mangan im Blut, ist der Spiegel an Testosteron und Kollagen meist ebenso niedrig.

INS FETTNÄPFCHEN TRETEN

Hier einer der besten Gründe, eine Low-Fat-Diät« sofort abzubrechen: Fette sind nötig, damit der Körper Testosteron bilden kann. Frauen, die während einer Diät auf Fett verzichten, klagen häufig über Lustlosigkeit und fehlende Libido.
Treten Sie zur Lustmaximierung also ins Fettnäpfchen. Aber in das richtige, denn nur die guten Fette können die Lust an der Lust steigern. Damit sind ungesättigte Fettsäuren und Omega-3-Fettsäuren gemeint und die stecken vor allem in fettem Fisch, Nüssen, Avocados und Olivenöl.

Im Laufe der Epochen wurden zahllose Speisen ersonnen, die nicht nur die Verdauungssäfte zum Fließen bringen sollen. Hier eine Auswahl an Zutaten, mit denen Sie nicht nur für kulinarische Höhepunkte sorgen können …

Austern
Casanova hat zeitgenössischen Berichten zufolge, 50 davon auf einmal konsumiert, um seinem besten Stück, dem er bekanntlich einiges abforderte, durch den Protein- und Zinkschub die nötige Standfestigkeit zu verleihen.

Avocado
Ihre aphrodisierenden Effekte gehen auf ihren hohen Gehalt an Vitaminen und Mineralien zurück. Die Butter der Tropen, wie die grünen Früchte ihres beachtlichen Fettgehaltes wegen auch genannt werden, gibt die nötige Energie zum ausgiebigen Genuss sexueller Freuden.

Dattel

Strotzend vor Mineralstoffen, Vitaminen, Fruchtzucker und Kalorien nährt sie die Lust, bei Frauen wie Männern gleichermaßen.

Eier

Ob von Henne, Strauß- und Wachteldame oder anderem Federvieh: Eier sind seit der Frühzeit Symbol für Fruchtbarkeit und Fleischeslust. Unter der Schale verbirgt sich Protein in hohen Mengen, bekanntermaßen dem Liebestrieb sehr zuträglich.

Die Lust auf Eierspeisen ist inzwischen etwas verdorben, seit die Medizin festgestellt hat, dass diese den Cholesterinspiegel in die Höhe treiben. Den sinnlichen Freuden zuliebe, sollte man sich jedoch keine allzu großen Zwänge auferlegen lassen.

Feige

Aufgrund ihrer Form und Farbe waren Feigen in der Antike Sinnbild für Fruchtbarkeit und körperliche Liebe – die liebste Speise des Eros. Nicht umsonst war es ein Feigenblatt, mit dem die aus dem Paradies Vertriebenen ihre Nacktheit bedeckten, und nicht von ungefähr titulieren einige Sprachen die weibliche Scham als »Feige«.

Fisch

Im Geschmack den intimsten Aromen vergleichbar sind Fische, reich an Mineralstoffen, Vitaminen und Protein, arm an Fett und somit an Kalorien, ideal als Liebesmahl. Sie belasten den Magen nicht und verleihen Flügel, um in höchste Gefilde der Sinnlichkeit aufzusteigen.

Honig

Das Produkt emsigen Bienenfleißes ist nicht nur eine der wichtigsten Arzneien der Menschheit, sondern auch eines der ältesten Aphrodisiaka. Der hohe Gehalt an Mineralstoffen und Vitaminen im Honig kurbelt die Bildung von Geschlechtshormonen an, und der reichlich vorhandene Fruchtzucker gibt rasch verbrauchte (Liebes-)Energie zurück. Ein Argument mehr, sich zwischendurch mit einem kleinen Honigdessert, aus intimen Kelchen geleckt, zu stärken. Eine probate Mixtur ist der Ginseng-Honig, für den man drei Esslöffel Ginsengpulver in ein Glas (500 g) hochwertigen Honigs rührt. So hat man zwei Liebesmittel in einem.

Kaffee

Treibstoff des Intellekts wie der Libido: Das Koffein stimuliert nicht nur die geistigen Kräfte, sondern auch die sexuellen. Soll dieser Effekt verstärkt werden, ist es in den arabischen Ländern üblich, Kaffee mit Kardamom versetzt und stark gesüßt zu trinken.

Kakao

Eine erotische Aura umgibt den Kakao und seine feste Form, die Schokolade, schon seit Jahrhunderten – sie zählen zu den beliebtesten Lustmitteln. Heute ist bekannt, warum: Theobromin, der Wirkstoff im Kakao, löst die Freisetzung von körpereigenen Luststoffen, den Endorphinen aus. Ebenso enthält Kakao Phenylthylamin. Das ist einer der Stoffe, die vom Gehirn vermehrt ausgeschüttet werden, wenn man über beide Ohren verliebt ist (s. S. 135).

Kaviar

Die kleinen Fischeier gehören mit zum Teuersten, was die erotische Hausapotheke zu bieten hat. Die in der Tat beachtliche Wirkung auf die Libido entschädigt vollauf für den finanziellen Mehraufwand.

Spargel

Hier besticht ganz klar die Form, denn die Stangen, besonders die weiß-roséfarbenen, erwecken, ohne dabei die Phantasie zu sehr bemühen zu müssen, Assoziationen zu Phalli.

Weg von der Form: »Wer viel Spargel isst, hat auch viele Liebhaber«, so sagt es der Volksmund. Am sinnlichsten ist Spargel, wenn man ihn mit der Hand genüsslich in den Mund hineinschlürft. Noch besser, man füttert sich gegenseitig damit. Da Spargel nicht geschnitten werden muss (und soll) und auch nicht krümelt, kann er auch gut im Bett verspeist werden. Das Einzige, was den Genuss trüben könnte, ist der starke Harndrang, der sich durch Spargel einstellt …

Trüffel

Die teuer gehandelten Knollen sind eine beliebte erotisches Stimulans – nicht von ungefähr heißen sie auch »Hoden der Erde«. Im charakteristischen Trüffelaroma ist ein Duftstoff enthalten, der einem sexuellen Lockstoff entspricht, dem Androstenon. Dieses sendet eindeutige Signale an die Libido (s. S. 124). Trüffel sind also ein Muss, wenn Sie das Objekt Ihrer Begierde kulinarisch erobern möchten.

Wein

Er war außer Universalheilmittel auch ein vielfach angewandtes Aphrodisiakum. In der griechischen Mythologie setzte Dionysos, Gott des Rausches und der Wollust, höchstpersönlich die ersten Rebstöcke. Die libidostimulierenden Effekte des Weins gehen überwiegend auf den Alkohol zurück, sind allerdings in hohem Maße abhängig von der Dosis. Zu viel des guten Tropfens bewirkt, besonders bei männlichen Zechern, genau das Gegenteil.

Scharf macht scharf

Würzmittel, »Aromata«, gelten von jeher als Zündflamme der sexuellen Glut. Den meisten Gewürzen, allen voran den scharfen und pikanten, sagte man nach, sie hätten Hitze in sich. Damit könnten sie das »innere Feuer« anheizen und die Liebeslust ins Wallen bringen. Das ist heute wissenschaftlich bestätigt: Scharfes macht tatsächlich scharf, besonders Chili, Pfeffer, Ingwer, Meerrettich und Senf. Das Sinigrin im Senf sorgt für vermehrte Durchblutung der Schleimhäute, erwärmt sie – auch die im Genitalbereich – und entfacht damit die Wollust. Capsicain ist für die Schärfe der Chilischoten verantwortlich und gilt als Auslöser sexueller Feuerwerke. In der Wirkung ähnelt der Chili-Stoff dem Piperin aus dem Pfeffer. Piperin steigert die Durchblutung im Bauch und in den Sexualorganen. Auch Gingerin aus Ingwer aktiviert den Blutfluss, besonders jenen im Unterleib.

PFUNDIGE ARGUMENTE

Rubens würde möglicherweise protestieren, aber üppige Rundungen und guter Sex widersprechen sich. Zumindest biochemisch. Denn in den Fettzellen lauert die Aromatase auf Testosteron. Aus dem macht das Enzym einfach Östrogen, indem es ihm Wasserstoff stiehlt.

Zu viel Fettgewebe heißt viel Aromatase, damit mehr Östrogen und weniger Testosteron. Wenn Sie hingegen fünf Kilogramm abnehmen, steigern Sie Ihren Testosteronspiegel bereits um 30 Prozent. Da Sie ja schon länger den Gürtel enger schnallen wollen, haben Sie nun einen wunderbaren Anlass dazu.

Zu wenige Kilos sind allerdings ebenso schlecht für das Liebesleben. Bereits ein 10 Prozent zu geringer Körperfettanteil kann den weiblichen Hormonhaushalt durcheinanderbringen: Der Körper bildet weniger Östrogen und Testosteron. Diese Drosselung der Hormonproduktion ist eine logische Schutzmaßnahme. Denn ein zu niedriger Fettanteil und ein zu geringes Körpergewicht signalisieren Notstand, und in einem solchen hütet sich die Natur vor Fortpflanzung.

Doping für die Libido

Wer sich zu wenig bewegt, darf sich nicht wundern, wenn sich auch im Bett wenig tut. Denn Sporteln bringt nicht nur den Körper in Form, sondern kurbelt auch die sexuelle Leistungsfähigkeit an und steigert das Vergnügen. Bewegung fördert die Durchblutung und lockt Testosteron aus der Reserve. Beides wichtige Zündfunken, um die Liebeslust anzufachen: Mehr vom männlichen Sexhormon bedeutet mehr Lust. Und eine bessere Durchblutung, allen voran in den Geschlechtsorganen, macht die Sache deutlich angenehmer. Warum das so ist, haben Sie bereits gelesen.

Auch wenn Sie bisher nach Winston Churchill's Maxime »no sports« gelebt haben: Mit kleinen Bewegungseinheiten erreichen Sie schon eine Menge. Sexualmediziner empfehlen, dreimal wöchentlich 30 Minuten Ausdauertraining. Das können ein Spaziergang, eine Runde mit dem Rad oder Schwimmen sein, was immer Ihnen gefällt … Das ist nicht nur für's Sexualleben gut, sondern auch für Ihr Wohlbefinden insgesamt.

Fit for fun

Zurück von der Radtour, ausgepowert und mit müden Waden, aber total gut drauf. Morgens nach dem Laufen unter die Dusche und dann mit bester Laune ins Büro. Von regelmäßigen Trainingseinheiten profitieren Körper und Seele in sehr vieler Hinsicht. Denn was die Muskeln stählt, stärkt auch die Seele: Sport stimmt optimistisch, gibt ein besseres Körperbewusstsein und steigert das Selbstwertgefühl. Damit auch die Lust auf Sex. Wenn Sie sich rundum wohl in Ihrer Haut fühlen, fühlen sich auch Streicheleinheiten besser an. Und wenn Sie zufrieden mit Ihrer Figur sind, zeigen Sie auch lieber, was Sie haben. Da kann das Licht gerne anbleiben …

Laufen Sie der Lebens-Lust entgegen

Körperliche Aktivität ist ein wirksames »Medikament«, um den Pegel an Geschlechtshormonen, besonders Testosteron, und anderen Luststoffen anzuheben. Rezeptfrei, dafür aber mit einer Menge sehr erwünschter Nebenwirkungen. Denn was Sie körperlich fit macht, kurbelt in Ihrem Gehirn nicht nur die Produktion jener Stoffe an, die der Libido auf die Sprünge helfen, sondern auch jener, die Laune machen.

Während Sie laufen, walken oder radeln, schießen Endorphine, Serotonin & Co. kaskadenartig ins Blut und lassen binnen weniger Sekunden alles, was vorher schwierig und belastend war, leichter werden – Schritt für Schritt mehr. Was die hausgemachten Stimmungsaufheller bewirken, hält vor: Von den positiven Effekten auf Ihr Wohlbefinden haben Sie noch lange nach dem Training etwas.

Das holt Sie von der Couch

Sportlichkeit steht bei der Wahl des oder der Liebsten hoch im Kurs. Laut Umfragen suchen insgesamt 71 Prozent der paarungswilligen Bundesbürger nach einem sportlichen und leistungsfähigen Typ. Mit regelmäßiger Bewegung, besonders mit Ausdauersportarten, sammeln Sie auch sonst nur Pluspunkte: Sie gehen überschüssigen Pfunden entgegen, betreiben umfassenden Herzschutz und bringen einen gestörten Fettstoffwechsel ins Lot. Hier noch andere motivierende Argumente.

Fettschmelze in den Muskeln

Regelmäßige Bewegung hilft Ihnen, Ihre individuelle Idealfigur zu bekommen. Sie strafft das Gewebe und lässt überflüssiges Fett schmelzen. Das Spiegelbild macht wieder mehr Freude und damit auch der Sex.

Mehr Sauerstoff

Durch Bewegung und damit besserer Durchblutung bekommt jede einzelne Zelle im gesamten Organismus mehr Sauerstoff. Natürlich auch die in den Regionen der Lust, Kitzler und Scheide …

Aktiver Stoffwechsel, bessere Optik

Geht der Puls schneller und strömt mehr Blut durch den Körper, drehen sich die Räderwerke des Stoffwechsels rascher. Wandern Schlacken- und Giftstoffe rasch in die Kanalisation oder via Schweiß aus Ihrem System, sehen Sie das im Spiegel: Das Hautbild verbessert sich. Und die verhassten Dellen an Schenkeln und Po, sprich: die Cellulite, glätten sich. Ins lockere Bindegewebe, vor allem von Frauen, packt der Körper nämlich gerne all das hinein, was er nicht entsorgen kann. Wird hier endlich mal entrümpelt, haben Sie den Erfolg schnell vor Augen.

Bessere Gelenkigkeit

Körperliche Aktivität regt auch den Stoffwechsel in Knochen und Gelenken an. Damit werden Sie elastischer und insgesamt gelenkiger. Und haben gute Karten, wenn es mal ausgefallenere Stellungen sein sollen.

Mit einem Lächeln …

Nach dem Training hat Ihr Körper eine Menge Wachstums- und Glückshormone ausgeschüttet. Dieses Wohlgefühl überträgt sich mit der Zeit auf den Alltag, Sie werden selbstbewusster und gelassener.

Mehr Stressresistenz

Regelmäßig trainiert, kann der Körper schädlichen Stressreaktionen besser gegensteuern: Sport fördert den Abbau von Adrenalin und anderen Stresshormonen und reduziert deren schädliche Wirkungen. Das stärkt das Nervenkostüm und lässt Sie besser lieben.

EROTISCHES TRAININGSLAGER

Sex ist ideal für Sportler. Sportler, die sich am Vorabend eines Wettkampfs mit ihrem Partner vergnügten, bringen die bessere Leistung. Forscher der Universität Oxford fanden heraus, dass von den 2000 Teilnehmern am Londoner Marathon sexuell aktive Läufer im Schnitt fünf Minuten schneller waren als enthaltsame – Frauen ebenso wie Männer. Nur logisch: Wer guten Sex hat, schläft besser, ist am nächsten Morgen ausgeruhter und sieht die Sache nicht so verbissen. Die »Turnübungen« im Bett könnten durchaus als letzte Trainingseinheit gesehen werden. Auch der Umkehrschluss gilt: Sport ist gut für das Liebesleben.

Wir möchten Ihnen mit einem Augenzwinkern noch einige Übungen empfehlen, die Sie prima zu zweit und am besten ohne Sport-Outfit machen können. Sie sind sowohl für Anfänger als auch für Fortgeschrittene geeignet. Während der Übungen darf gesprochen werden. Die Stellungen können beliebig kombiniert und so oft Sie möchten wiederholt werden. Sollte die ein oder andere Übung nicht auf Anhieb klappen: Nicht aufgeben! Denn: Gibt es eine schönere Art »Sport« zu treiben?

Brustkraulen
Gehen Sie auf alle viere und achten Sie darauf, dass Sie mit Ihren Händen und Beinen fest am Boden stehen. Ihr Partner kniet hinter Ihnen und krault Ihre Brust erst fünfmal im Uhrzeigersinn, dann fünfmal gegen den Uhrzeigersinn. Dabei sollten Sie sich beide mit dem Beckenbereich nach vorn und hinten bewegen. Tempo langsam steigern.

Doppelter Liegestütz
Bei dieser Variante stützen Sie sich auf Ihre Unterarme, während

Ihr Partner über Ihnen den Liegestütz ganz klassisch mit gestreckten Armen ausführt. Ihr Gesäß berührt seine Lendengegend. Abstützen seinerseits und das Strecken in ein leichtes V Ihrerseits ist hier ausnahmsweise erlaubt. Übung zwanzigmal wiederholen und genießen.

Dehnungsübung

Legen Sie sich auf den Rücken und heben Sie das rechte Bein. Drehen Sie dabei Ihre Hüfte ein wenig mit. Ihr Partner soll sich zu Ihnen setzen und Ihr Bein auf und ab heben. Um einem Muskelkater bei Ihnen vorzubeugen, soll er Ihre Bein- und Pogegend massieren.

Viagra aus der Natur

»Die natürlichen Reize des Lichtes und der Luft, der Wärme und des Wassers haben einen wohltuenden Einfluss auf die Lebenskraft«, sagte einst der bekannte Naturheilkundler Hufeland.

Ganz richtig, und die Kräfte von Licht und Sonne, Wasser und Temperaturreizen heizen auch die Leidenschaft an. Um Ihre Libidospeicher aufzufüllen, können und sollten Sie auch auf natürliche Ressourcen zurückgreifen.

Schwitzen für die Libido

»Nie ist eine Frau schöner als nach der Sauna«, sagt ein finnisches Sprichwort. Und nie ist sie erotischer, müsste hinzugefügt werden. Denn Saunieren bringt Körper, Geist und Seele auf einzigartige Weise in Einklang. Stressgefühle werden abgebaut, man wird ausgeglichener und zufriedener. Saunen entspannt nicht nur, es hält auch gesund und vor allem, es verleiht ein wunderbares

Körpergefühl. Die Haut ist samtig weich, rosig durchblutet, alles kribbelt angenehm von Kopf bis Fuß. Was nicht nur am Schwitzen an sich, sondern vor allem auch am anschließenden Kältereiz unter der Dusche oder im Tauchbecken liegt. Und natürlich auch an der Tatsache, dass man sich in der Sauna im Adams- oder Evas-Kostüm aufhält. Damit eröffnen sich Ansichten, die noch zusätzlich erregend sind. Auf Sex in der Sauna schwören manche. Sollten Sie auch mal probieren – sofern Sie kein schwaches Herz haben. Und sofern die relative Sicherheit besteht, dass nicht gleich die Tür der Saunakabine aufgeht. Doch die Gefahr hat ja bekanntermaßen durchaus ihren Reiz.

ANHANG

UND WIE LÄUFT ES BEI IHNEN IM BETT? – EIN TEST ZUR SEXUELLEN GESUNDHEIT

Die folgenden Fragen dienen dazu, Ihre gesundheitliche Verfassung zu bestimmen und mögliche körperliche Ursachen sexueller Probleme zu finden.

- Welche gynäkologischen Krankheiten sind in der Vorgeschichte aufgetreten?
- Hatten Sie Infektionen in der Scheide oder an den Eierstöcken?
- Sind bei Ihnen gynäkologische Operationen durchgeführt worden?
- Hatten Sie Geburten? Und wenn ja, wie viele?
- Sind dabei Probleme aufgetreten, sind Operationen, beispielsweise Kaiser- oder Dammschnitt, zur Geburtshilfe durchgeführt worden?
- Tritt Ihre Periode regelmäßig ein?
- Falls Sie keine Periode mehr haben, wie lange liegt die letzte Blutung zurück?
- Wie verhüten Sie?
- Haben Sie urologische Krankheiten, beispielsweise Inkontinenz?
- Haben Sie eine Scheiden-, Blasen- und/oder Gebärmuttersenkung?

- Haben Sie Wechseljahrsbeschwerden?
- Sind oder waren Sie von einer der folgenden Krankheiten betroffen:
  - Bluthochdruck,
  - Diabetes,
  - Fettstoffwechselstörungen,
  - Nierenfunktionsstörungen,
  - Multiple Sklerose,
  - Polyneuropathie,
  - Schlaganfall,

  - Depressionen,
  - Psychosen,
  - Hormonstörungen durch Erkrankungen der Eierstöcke, Nebennieren, Schilddrüse oder Hirnanhangsdrüse?

- Welche nicht-gynäkologischen Operationen sind bei Ihnen durchgeführt worden?
- Hatten Sie eine der folgenden Operationen:
  - Krebsoperationen im Unterleib, mit anschließender Bestrahlung und/oder Chemotherapie,
  - an der Bandscheibe,
  - am Dickdarm oder
  - an der Bauchschlagader?

- Nehmen Sie einige der folgenden Medikamente ein:
  - Antibabypille,
  - Antidepressiva, andere Medikamente gegen psychische Erkrankungen,
  - Hormone in den Wechseljahren,
  - Magen- und Darmmittel,

– urologische Medikamente,
– Herz-Kreislauf-Medikamente,
– Antiepileptika,
– Antibiotika,
– Antihormone
– Entzündungshemmer?

- Wie hoch ist Ihr Nikotin- und Alkoholkonsum?
- Leidet Ihr Partner an einer Erektionsstörung oder an vorzeitigem Samenerguss? Wenn ja, seit wann?
- Besteht ein Partnerkonflikt, der Einfluss auf Ihr sexuelles Wohlbefinden hat?
- Leiden Sie an einer psychischen Erkrankung?

Die folgenden Fragen beziehen sich auf Ihr Sexualleben in den vergangenen zwei Monaten.
Zu den Begriffen, die in den Fragen verwendet werden:
»Sexuelle Aktivität« kann Liebkosungen, Vorspiel, Masturbation und Geschlechtsverkehr beinhalten.
»Sexualverkehr« ist das Einführen des Penis in die Scheide.
»Sexuelle Stimulation« bezieht sich auf das Vorspiel mit einem Partner, Eigenstimulation (Masturbation) oder sexuelle Phantasien.
»Sexuelles Verlangen oder Interesse« ist ein Empfinden, das den Wunsch nach einem sexuellen Erlebnis beinhaltet und/oder Sie fühlen sich empfänglich für ein sexuelles Begehren des Partners und/oder Sie haben sexuelle Gedanken oder Phantasien.

- Wie oft haben Sie in den vergangenen zwei Monaten sexuelles Verlangen oder Interesse gespürt?

fast immer oder immer O
meistens/mehr als die Hälfte der Zeit O
manchmal/ca. die Hälfte der Zeit O
eher selten/weniger als die Hälfte der Zeit O
fast nie/nie O

- Wie hoch würden Sie im Blick auf die letzten zwei Monate die Stärke des sexuellen Verlangens bzw. Interesses
einschätzen?
sehr hoch O
hoch O
mittel O
niedrig O
sehr niedrig/überhaupt nicht vorhanden O

- Wie oft haben Sie sich in den vergangenen zwei Monaten bei sexuellen Aktivitäten oder beim Verkehr erregt gefühlt?
fast immer/immer O
meistens/mehr als die Hälfte der Zeit O
manchmal/ca. die Hälfte der Zeit O
selten/weniger als die Hälfte der Zeit O
fast nie/nie O
keine sexuelle Aktivität O

- Wie schätzen Sie die Stärke Ihrer sexuellen Erregung bei sexuellen Aktivitäten bzw. beim Verkehr in den letzten zwei Monaten ein?
sehr hoch O
hoch O

mittel O
niedrig O
sehr niedrig oder gar nicht vorhanden O
keine sexuelle Aktivität O

- Wie zuversichtlich waren Sie in Bezug auf die sexuelle Erregung bei sexueller Aktivität oder beim Verkehr in den vergangenen zwei Monaten?
  sehr hohe Zuversichtlichkeit O
  hohe Zuversichtlichkeit O
  mittlere Zuversichtlichkeit O
  geringe Zuversichtlichkeit O
  sehr geringe oder gar keine Zuversichtlichkeit O
  keine sexuelle Aktivität O

- Wie oft waren Sie in den letzten zwei Monaten mit Ihrer Erregung bei sexuellen Aktivitäten oder beim Verkehr zufrieden?
  fast immer oder immer O
  meistens/mehr als die Hälfte der Zeit O
  manchmal/ca. die Hälfte der Zeit O
  selten/weniger als die Hälfte der Zeit O
  fast nie oder nie O
  keine sexuelle Aktivität O

- Wie oft sind Sie in den letzten zwei Monaten bei sexuellen Aktivitäten oder beim Verkehr feucht geworden?
  fast immer oder immer O
  meistens/mehr als die Hälfte der Zeit O
  manchmal/ca. die Hälfte der Zeit O

selten/weniger als die Hälfte der Zeit O
fast nie oder nie O
keine sexuelle Aktivität O

- Wie schwierig war es für Sie in den letzten zwei Monaten, bei sexuellen Aktivitäten oder beim Verkehr feucht zu werden?
keine sexuelle Aktivität O
extrem schwierig oder unmöglich O
sehr schwierig O
schwierig O
leichte Schwierigkeiten O
keine Schwierigkeiten O

- Wie oft sind Sie in den letzten zwei Monaten bei sexueller Stimulation oder beim Verkehr zum Orgasmus gekommen?
keine sexuelle Aktivität O
fast immer oder immer O
meistens/mehr als die Hälfte der Zeit O
manchmal/ca. die Hälfte der Zeit O
selten/weniger als die Hälfte der Zeit O
fast nie oder nie O

- Wie schwierig war es für Sie in den letzten zwei Monaten, bei sexueller Stimulierung oder beim Verkehr zum Orgasmus zu kommen?
keine sexuellen Aktivitäten O
extrem schwierig oder unmöglich O
sehr schwierig O
schwierig O

geringfügig erschwert O
nicht schwierig O

- Wie zufrieden waren Sie in den letzten zwei Monaten mit der sexuellen Beziehung zu Ihrem Partner?
  sehr zufrieden O
  einigermaßen zufrieden O
  etwa in der Mitte von Zufriedenheit und Unzufriedenheit O
  eher unzufrieden O
  sehr unzufrieden O

- Wie zufrieden waren Sie insgesamt in den letzten zwei Monaten mit Ihrem Sexualleben?
  sehr zufrieden O
  einigermaßen zufrieden O
  etwa in der Mitte von Zufriedenheit und Unzufriedenheit O
  eher unzufrieden O
  sehr unzufrieden O

- Wie oft hatten Sie in den vergangenen zwei Monaten Beschwerden oder Schmerzen während des vaginalen Verkehrs?
  keinen Versuch zum Verkehr unternommen O
  fast immer/immer O
  meistens/mehr als die Hälfte der Zeit O
  manchmal/ca. die Hälfte der Zeit O
  selten/weniger als die Hälfte der Zeit O
  fast nie/nie O

- Wie oft hatten Sie in den letzten zwei Monaten Beschwerden oder Schmerzen nach dem vaginalen Verkehr?
  keinen Versuch zum Verkehr unternommen O
  fast immer/immer O
  meistens/mehr als die Hälfte der Zeit O
  manchmal/ca. die Hälfte der Zeit O
  selten/weniger als die Hälfte der Zeit O
  fast nie/nie O

- Wie würden Sie in Bezug auf die vergangenen zwei Monate die Intensität Ihrer Beschwerden oder Schmerzen während oder nach dem vaginalen Verkehr einstufen?
  kein Versuch zum Verkehr unternommen O
  sehr hoch O
  hoch O
  mittelmäßig O
  gering O
  sehr gering oder überhaupt nicht O

Den Test finden Sie auch auf der Homepage von Dr. Johann Sievers. Unter www.sexuelle-stoerungen-der-frau.de können Sie die Fragen direkt beantworten und Ihre individuelle Situation auswerten lassen.
Falls Sie keinen Zugang zum Internet haben, können Sie die Seiten mit den Fragen auch kopieren und an die Praxis von Dr. Sievers senden. Er wird Ihre Antworten dann persönlich auswerten und Sie über das Ergebnis informieren – streng vertraulich natürlich ...
Die Adresse von Dr. Sievers finden Sie auf Seite 248.

Literatur

Bücher und Zeitschriften

Ärztliche Praxis vom 04.04.2007: Haben Sie eine Wunschliste fürs Bett?

Ärzte-Zeitung vom 05.06.2003: Sex als störanfällige Form der Kommunikation

Clement, Ulrich: Guter Sex trotz Liebe. Ullstein Buchverlage, 2006

Ecker, Diana: Aphrodites Töchter. Mosaik bei Goldmann Verlag, 2004

Irwin Goldstein, Cindy M. Meston, Susan R Davis and Abdulmaged M. Traish: Women's Sexual Function and Dysfunction, Study, Diagnosis and Treatment. Taylor & Francis, 2006

Krüger, Hermann. Sexualität – Gott – Transzendenz. Erschienen in: Auf der Suche nach dem Leben begegnet dir Gott. Grünwaldverlag, 2003

Gnirrs, R. und Buddenberg C.: Libidoverlust nach Geburt in »Forum«, Verlag S. Karger, 2000

Naumann, Frank: Die zehn Geheimnisse ewiger Liebe. Krüger Verlag, 2003

Online-Dokument, »Masturbation« auf www.eltern.de

Online-Dokument, 12/2004, »Sex vor der Ehe« auf www.fluter.de

Online-Dokument; Women, Anxiety and Sexuality: GADS is a surprising Reason You Might Not Like Sex. The Anxiety Disorders Association of America

Paaren, Bonnie: Worte der Lust. Schwartzkopf & Schwartzkopf, 2006

Riemann, Fritz: Grundformen der Angst. Ernst Reinhardt Verlag, 2002

Schriften des ISG – Informationszentrum für Sexualität und Gesundheit

The New York Times vom 16. April 2007: Desire. The intricate machine of human sexuality is starting to yield to scientific research.

The New York Times vom 13. Juni 2005: Desire and Desperation.

Studien und Papers

Diagnosis of FSD by Sexual History, Psychosocial History, Medical History, Focused Physical Examination, Blood Tests and Self-rated Psychometric Questionnaires, Lori Brotto, PhD; Michael Krychman, MD. (Annual ISSWSH Meeting 2005)

Incidence of sexual dysfunction associated with antidepressant agents: a prospective multicenter study of 1022 outpatients. Montejo et al., in J. Clin Psychiatry (2001)

Lovemaps: Clinical Concepts of Sexual/Erotic Health and Pathology, Paraphilia, and Gender Transposition in Childhood, Adolescence, and Maturity. Money, John. New York: Irvington, 1986

Management of FSD as a Consequence of Depression and/or Medications that Treat Depression Anita Clayton, MD; Taylor Segraves, MD, PhD. (Annual ISSWSH Meeting 2005)

Management of FSD in the Peri-menopausal and Post-menopausal Woman

Rossella Nappi, MD, PhD; Lorraine Dennerstein, MBSS, PhD. (Annual ISSWSH Meeting 2005)

Sexual dysfunction before antidepressant therapy in major depression; Kennedy et al, in: J. Affect disorder (1999)

Sexual Function and Behavior in Social Phobia, Liron Bodinger et al., in: J Clin Psychiatry, (Okt. 2002)

The prevalence of enduring postnatal perineal morbidity and its relationship to type of birth and birth risk factors. Williams et al. Journal of Clinical Nursing. 16,549–561. (March 2007)

Treatment of FSD by Psychologic Counseling and Hormone Therapy (Androgens, Estrogens, Progestins), André Guay, MD; Ken Pollock, MD. (Annual ISSWSH Meeting 2005)

WHO-Projekt: »The global burden of disease« (durchgeführt von WHO und Weltbank)

Woman Sexual Health Issues: Practical Management Strategies for the Health Care Professional, Jeanne Leventhal Alexander, MD; Irwin Goldstein, MD; Sharon Parish, MD). (Annual ISSWSH Meeting 2005)

Anschriften

Dr. J.H. Sievers
Sexualmedizin · Frauenarzt
Privatpraxis
Centrum für innovative Medizin (CiM) · Haus C
Falkenried 88 · 20251 Hamburg
Tel. 040/46 85 87 00
Fax. 040/46 85 87 11
Email: info@sexuelle-stoerungen-der-frau.de

www.isg-info.de
Informationszentrum für Sexualität und Gesundheit (ISG) e.V.
Geschäftsstelle c/o Uniklinik Freiburg
Hugstetterstr. 55
D-79106 Freiburg
ISG-Infoline: 0180 555 84 84 (12ct/min) Mo-Fr, 15 bis 20 Uhr
Telefon: 07 61 / 270-27 01
Telefax: 07 61 / 270-27 45
Email: info@isg-info.org

Ulrich Clement

Guter Sex trotz Liebe

Wege aus der verkehrsberuhigten Zone

ISBN 978-3-548-37221-1
www.ullstein-buchverlage.de

Das große Dilemma vieler Paare: Wir lieben uns, wir verstehen uns gut – aber wo ist die Erotik geblieben? Sexuelle Langeweile bestimmt die Zweisamkeit. Aber auch in einer langjährigen Partnerschaft können Begehren und Lust aktiv gestaltet werden. Aus seiner langjährigen Erfahrung als Paartherapeut gibt Ulrich Clement konkrete Anregungen, wie Sie den Teufelskreis der Unlust überlisten und eine neue aufregende Phase der Partnerschaft beginnen können.

»Clement hat einen anregenden Ratgeber verfasst, der differenziert und praxisnah Paaren zu einer erfüllten Sexualität verhelfen kann.« *dpa*

US296

Sonia Rossi

Fucking Berlin

Originalausgabe

ISBN 978-3-548-37264-8
www.ullstein-buchverlage.de

Sie lebt in Berlin, studiert Mathematik und trifft sich am Wochenende mit Freunden. Eine normale junge Frau – auf den ersten Blick. Denn sie hat noch einen Job: Sie verkauft ihren Körper. Und sie sieht darin auch kein Problem. Wie kommt man als Studentin ins Rotlichtmilieu? Wie ist das, wenn man sich zum ersten Mal einem Freier hingibt? Wie erlebt man den Alltag mit Kunden und Kolleginnen? Wie kriegt man Studium, Partnerschaft und Prostitution unter einen Hut?
Ein autobiographisches Bekenntnis zur käuflichen Liebe – und die freimütige Schilderung eines Doppellebens.

»*Fucking Berlin* ist keine Beichte. ›Ich wollte einfach schildern, wie es wirklich ist. Nicht alle Huren sind Zwangsprostituierte, sondern viele machen es freiwillig. Und manchmal macht es sogar Spaß.‹ So hat sie darüber geschrieben – ohne Selbstmitleid, offen, treffsicher und oft außerordentlich witzig.«
Die Welt

US313

ullstein

Allan und Barbara Pease

Männer zappen und Frauen wollen immer reden

Mit Illustrationen von Peter Gaymann

ISBN 978-3-548-36753-8
www.ullstein-buchverlage.de

Die treffendsten Wahrheiten aus dem überwältigenden Bestseller *Warum Männer nicht zuhören und Frauen schlecht einparken* – garniert mit köstlichen Originalcartoons von Peter Gaymann.

Das Beste von Pease & Pease in Wort und Bild.

Günther Willen

Niveau ist keine Hautcreme

Gepflegte Sprüche für alle Lebenslagen

Originalausgabe

ISBN 978-3-548-37226-6
www.ullstein-buchverlage.de

Gehts noch? Ein Strauß fröhlicher Wendungen und Redensarten aus dem gemeinen Wortschatz der Deutschen in einem Buch – übersichtlich gegliedert und säuberlich geordnet. Da beißt die Maus keinen Faden ab: Dieser moderne Sprach- und Sprücheführer ist ein unentbehrlicher Begleiter auf dem Trampelpfad durch die wunderbare Welt der Phrasen, Kalauer und Floskeln – von der Wiege bis zur Bahre. Aber hallo!

»Dereinst wirst du dich für jeden Kalauer, den du dir verkniffen hast, vor deinem Schöpfer verantworten müssen.« *Harry Rowohlt*

US308

ullstein